O FONOAUDIÓLOGO
E A ESCOLA

Dados Internacionais de Catalogação na Publicação (CIP)
(Câmara Brasileira do Livro, SP, Brasil)

O fonoaudiólogo e a escola / Léslie Piccolotto Ferreira (organizadora). — 3ª ed. — São Paulo : Plexus Editora, 2001.

Vários autores.
Bibliografia.
ISBN 85-85689-58-7

1. Crianças — Distúrbios da linguagem – Educação 2. Fonoaudiologia I. Ferreira, Léslie Piccolotto.

01-2053 CDD-616.855

Índice para catálogo sistemático:

1. Fonoaudiologia : Medicina 616.855

EDITORA AFILIADA

Compre em lugar de fotocopiar.
Cada real que você dá por um livro recompensa seus autores
e os convida a produzir mais sobre o tema;
incentiva seus editores a encomendar, traduzir e publicar
outras obras sobre o assunto;
e paga aos livreiros por estocar e levar até você livros
para a sua informação e o seu entretenimento.
Cada real que você dá pela fotocópia não-autorizada de um livro
financia um crime
e ajuda a matar a produção intelectual em todo o mundo.

O FONOAUDIÓLOGO E A ESCOLA

Léslie Piccolotto Ferreira
(organizadora)

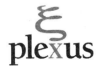

Copyright © 1990 by autores
Direitos desta edição reservados por Summus Editorial.

Capa:
Camila Cesarino Costa

Plexus Editora
Rua Itapicuru, 613, cj. 72
05006-000 São Paulo SP
Fone (11) 3862-3530
Fax (11) 3872-7476
e-mail: plexus@plexus.com.br

Atendimento ao consumidor:
Summus Editorial
Fone (11) 3865-9890

Vendas por atacado:
Fone (11) 3873-8638
Fax (11) 3873-7085
vendas@summus.com.br

Impresso no Brasil

SUMÁRIO

APRESENTAÇÃO 7
Léslie Piccolotto Ferreira

O LUGAR ONDE O FONOAUDIÓLOGO "HABITA" 9
Isabel Franchi Cappelletti

FONOAUDIOLOGIA ESCOLAR: AS ORIGENS DE UMA PROPOSTA 21
Nilza de Lima Collaço

FONOAUDIOLOGIA EDUCACIONAL JUNTO A
UM SISTEMA DE ENSINO PÚBLICO 29
Ana Maria Marcondes Pinto, Maria Áurea Erhardt Furck, Maria Ignez Vallim Fix, Eliana Stella Pires, Rosana Raposo Malheiros, Paulo Zavarezzi

FONOAUDIOLOGIA ESCOLAR: UM CAMPO DE TRABALHO
EM DESENVOLVIMENTO 61
Lígia Maria Vanucci Coimbra, Maria Célia M. Frascino Luque, Suzana Azevedo Fonseca Machado

DISCUTINDO A FONOAUDIOLOGIA NA ESCOLA 67
Márcia Gomes Mota Lagrotta, Maria Cristina Cordeiro, Maria Teresa Pereira Cavalheiro

FONOAUDIOLOGIA ESCOLAR: RELATO DE EXPERIÊNCIA 75
Mariangela Lopes Bitar

FONOAUDIOLOGIA: UMA OPÇÃO PELA PREVENÇÃO 81
Zelita Caldeira Ferreira Guedes

REPENSANDO A FONOAUDIOLOGIA EDUCACIONAL ATRAVÉS DA PRÁTICA
EM INSTITUIÇÕES EDUCACIONAIS DE CAMPINAS 91
Cristina B. F. de Lacerda, Maria Tereza P. Cavalheiro, Maryara Castagna Molina

UMA PRÁTICA QUE (COMO AS OUTRAS) SE LEGITIMA PELO EXERCÍCIO DA APLICAÇÃO E DA CONTINUIDADE............................ 103
Ivone Panhoca Levy

UM DIA DA CAÇA, OUTRO... 119
Beatriz Leonel Scavazza

APRESENTAÇÃO

Léslie Piccolotto Ferreira

A década de 60 marcou em São Paulo o princípio da institucionalização da Fonoaudiologia entre nós. Antes disso, algumas pessoas já se preocupavam com o "ensinar" a falar ou escrever, outras com problemas de linguagem oral ou escrita, mas foi com o surgir de cursos para a preparação desses profissionais que a Fonoaudiologia deu seus primeiros passos, em busca de seu objeto e papel social.

Não é difícil imaginar que, ao tomar por empréstimo o referencial teórico e instrumental de outros campos do conhecimento humano, principalmente da Medicina, a produção daí originada foi marcadamente clínica, isto é, com ênfase voltada principalmente para a recuperação do sujeito "doente", para a avaliação dos déficits e para indicar desvios de padrões considerados "normais". Na década de 70, a preocupação do fonoaudiólogo esteve voltada não só para o reconhecimento de seus cursos como também para a luta pela oficialização de sua profissão. Concomitantemente, teve início a aventura de sua inserção em novos campos de trabalho. Entre estes, surge a *escola*.

Para a maioria dos fonoaudiólogos, porém, neste momento, a clínica apenas é substituída pela escola: em vez de o atendimento acontecer num consultório, ele passa a ser realizado na própria escola...

Tal trajetória é historicamente determinada e certamente não se deu por acaso. Durante o período autoritário da vida do país, tanto o saber que permeou o campo destas práticas, quanto as instituições escolares que as efetivaram, seguiram os interesses dos grupos economicamente dominantes. Nesta altura, pode-se mostrar a cumplicidade conjuntural entre fonoaudiólogo e escola, uma vez que ocorre por parte desses apenas a valorização da correção de erros e desvios na linguagem oral e escrita, em detrimento da tomada de consciência para com o sujeito da sua realidade. Assim, à guisa de considerações iniciais, nós, fonoaudiólogos, restritos a um trabalho predominantemente técnico, ao longo desse período produzimos um conhecimento novo para a profissão, contribuindo para o avanço da fonoaudiologia no Brasil; mas o fizemos sem ter tido consciência disso, segundo os limites institucionais dessa época.

Nos anos 80, porém, encontramos o fonoaudiólogo envolto em outra perspectiva, ou seja, tentando entender suas origens e indagando constantemente *para quê* e *para quem* se destina seu trabalho. Certamente esta etapa é, a meu ver, fruto do processo histórico desencadeado como desdobre e superação das questões vivenciadas nas décadas anteriores.

Nesta década novas situações são geradas no contexto social e político do país, intensificando a necessidade de novas práticas fonoaudiológicas na educação e na saúde, em resposta aos novos anseios e aspirações da coletividade.

No presente momento, o nascimento de novas propostas modificadoras do papel do fonoaudiólogo suscitou a organização deste livro. Na verdade, a história que tentei resumir será por várias vezes retomada pelas autoras, em diferentes capítulos.

A escassez de material desta natureza por si só já justificaria tal empreendimento; pensou-se em algo, porém, que pudesse também levar o leitor a conhecer de forma mais detalhada a evolução histórica da Fonoaudiologia nas instituições escolares, não somente na citação de datas, ou descrição de atuações, mas efetivamente na reflexão sobre as ações e perfis das práticas desencadeadas nas últimas três décadas.

Neste sentido, sou grata a cada uma das pessoas que auxiliaram na organização deste livro, na certeza de que seus trabalhos permitirão uma reflexão mais abrangente sobre as relações entre a Fonoaudiologia e a educação brasileira e suas implicações.

O LUGAR ONDE O FONOAUDIÓLOGO "HABITA"

Isabel Franchi Cappelletti

Em recente pesquisa realizada para fins de doutoramento, analisei planos de curso de graduação para a formação de fonoaudiólogos, entrevistei pacientes e fonoaudiólogos, procurando desvendar onde o fonoaudiólogo habita.

O que significa ser fonoaudiólogo?

Onde constrói sua morada?

Mas, que lugar habita?

Nessa questão fundamental, *habitar* não significa estar aí, envolvido com o cotidiano numa prática que se repete. É construir um lugar — o lugar do fonoaudiólogo — pela reflexão, a partir do mundo circundante da fonoaudiologia, cuidando, zelando no relacionar-se com os entes envolventes desse mundo — o mundo dos fonoaudiólogos —, num apanhar, num reunir em profundidade o que está no mais íntimo, sempre no mais íntimo de seu fazer.

Habitar, no sentido empregado, tem uma significação ontológica, querendo dizer o lugar ou o espaço existencial de alguém. Qual a posição que o fonoaudiólogo ocupa em seu mundo? Quais as suas condições de existência? *Lugar* do homem no universo, seu *habitat*, significa pois o modo segundo o qual o homem está existindo no mundo, o modo segundo o qual este está sendo *com* e *em*, isto é, com os outros homens em seu mundo.

Na realização desta pesquisa enfrentei dois desafios principais.

O primeiro diz respeito à construção de uma área de conhecimento entre duas regiões de inquérito, a fonoaudiologia e a educação. As questões que tenho abordado, como: Que é isto, a Fonoaudiologia?* Qual o lugar do fonoaudiólogo? — são questões que buscam a essência e, conseqüentemente, a estrutura da região ontológica onde fonoaudiologia e educação perdem seus limites, fundem-se e subsidiam o agir do fonoaudiólogo. "Fala-se de fundamento não mais buscando razões, causas, mas descobrindo nele um acontecer originário, ligado à transcendência, melhor, à existência do ser-aí."**
Tento erigir, discutindo essas questões, uma área de conhecimento que certamente haverá de ser mais produtiva do que a posse que agora repousa em quem a projeta, mas que necessariamente é própria do ser-aí como projetante. Para tal, é preciso que ela seja cuidada, é preciso que espaços sejam abertos para que possa ser discutida, desenvolvida, clarificada.

E essa angústia refletindo o estar dedicado ao "mundo", aquilo que me preocupa traduz um apelo para que as escolas que possuem cursos para formação do fonoaudiólogo mantenham em seus quadros docentes profissionais capazes de discutir questões educacionais com graduandos de fonoaudiologia, e para que todos os profissionais dessa área — preocupados com a formação humanística dos fonoaudiólogos — cuidem, zelem pela abertura de espaços e pela continuidade das discussões, para que as verdades sempre provisórias possam ser desocultadas, reveladas, clarificadas. Enfim, possam mostrar-se a si mesmas.

O segundo desafio é o fato de ter extraído, da minha trajetória de vida profissional, a questão a ser interrogada. Trata-se de não ter arquitetado artifícios metodológicos e/ou técnicos, comuns nas pesquisas tradicionais da comunidade científica, onde se utilizam "normas expressas num vocabulário básico da pesquisa, que entre os seus termos mais freqüentes inclui: hipótese, construto, mensuração, delineamento, referencial teórico, método. Tão básicos e familiares são estes termos que é quase proibido inquirir sobre o sentido deles".***
Minha preocupação voltou-se aos fenômenos sobre os quais, como pesquisadora, tenho a possibilidade de exercer a reflexão, resolvendo a problemática da dicotomia entre o sujeito e o objeto.

---

* A questão "Que é isto, a Fonoaudiologia?" é semelhante à questão já feita por Heidegger, quando interroga: "Que é isto, a Filosofia?".
** Martin Heidegger, *Sobre a essência do fundamento*, p. 33.
*** Luiz Ernesto Rodrigues Tapia, "Anotações sobre o método fenomenológico na pesquisa". Anotações feitas na apresentação em Seminário no Programa de Doutoramento em Psicologia Educacional — PUC/SP, 1985.

Tive em vista desocultar a essência através da existência, o que as coisas são e como se apresentam. Dessa forma, meu processo de trabalho constitui-se pela reflexão, consciência voltada para a própria atividade de compreender aquilo que a entidade é, ao dar-se das coisas.

Se o homem é primordialmente consciência e compreensão, por que não olhar as coisas, os objetos, os acontecimentos que o cercam e entrar de forma esclarecida no mundo? E por que não, no mundo dos pesquisadores?

De minha trajetória profissional realizada na área da fonoaudiologia pretendi discutir a situacionalidade do fonoaudiólogo. As experiências realizadas na área foram retomadas na direção da questão que recoloquei para a reflexão, sem perder de vista no horizonte o Ser no mundo e o "mundo dos fonoaudiólogos".

Esses desafios traduzem-se no mergulhar numa área nova de conhecimento que está se constituindo objetivamente dessas discussões e no assumir uma metodologia não tradicional de pesquisa, a fenomenologia hermenêutica, no enfoque ontológico de Heidegger.

Analisei planos de curso para a formação do fonoaudiólogo da Faculdade de Medicina de São Paulo, da Pontifícia Universidade Católica de São Paulo e da Escola Paulista de Medicina. Não se trata de esgotar os planos de cursos de fonoaudiologia do país, mas sim de repensar a experiência pensada que me é familiar.

Recorri ao depoimento de fonoaudiólogos e de pacientes, na busca de informações não presentes na análise dos planos, pois tratava-se de ouvir os protagonistas do fazer aqui interrogado.

Estive com fonoaudiólogos, para saber como se vêem do lugar onde se colocam; que significado tem, para eles, ser fonoaudiólogos; como estão sendo no encontro fonoaudiólogo-paciente.

Estive ainda com pacientes, aqueles que buscam o fonoaudiólogo para saber como o vêem, em que lugar o colocam, que significado tem para eles o encontro paciente-fonoaudiólogo.

Não recorri a publicações específicas sobre as questões que ora discuto, por serem inexistentes.

Não cabe aqui relatar as análises minuciosas, críticas e sugestões dadas durante todo o percurso da pesquisa realizada.

Mas, no caminhar entre planos, pacientes e fonoaudiólogos, os pequenos "tijolos" foram sendo recolhidos na construção do habitar do fonoaudiólogo; procurei reunir as diferentes vozes, para articular a palavra que ainda não foi dita, e dizê-la.

Os cursos de formação do fonoaudiólogo. Um espaço privilegiado de reflexão

Os cursos de formação do fonoaudiólogo, pelos planos que analisei e pelo que tenho podido conviver com suas equipes de trabalho, revelaram-se como espaços privilegiados de reflexão sobre questões importantes da fonoaudiologia e, conseqüentemente, sobre o habitar do fonoaudiólogo.

Mesmo reconhecendo as inúmeras dificuldades, como coerência interna das próprias propostas e dificuldades na efetivação das intenções declaradas, dificuldades essas de inúmeras ordens, reconheço que as propostas curriculares avançam o discurso da fonoaudiologia, colaborando com a construção do lugar habitado pelo fonoaudiólogo.

Em que caminho o colocam, na busca da sua morada?

O que logo de início chamou minha atenção foi a preocupação com a formação do fonoaudiólogo para atuar numa linha *preventiva*, quando até bem pouco sua atuação era quase que exclusivamente *curativa*, movimentando dessa forma os fundamentos da fonoaudiologia e ampliando o espaço habitado pelo fonoaudiólogo.

Dada a diversidade de significados atribuídos aos termos específicos na área da fonoaudiologia, necessário se faz clarear o discurso que estou articulando.

"Curativa" significa a busca do curar-se, estar são, recobrar a saúde. Em latim, *cura* significa cuidado. A atuação curativa do fonoaudiólogo traduz-se pelo cuidado, zelo, com o recobrar a saúde daqueles que o procuram com distúrbios da comunicação.

"Prevenção" significa ação de apanhar, de recolher, de compreender antes. Assim, a prevenção pode ser entendida como todas as ações voltadas para o ambiente, indivíduo, grupos de indivíduos, enfim, todas as precauções que fazem afastar as ameaças da doença.

O fonoaudiólogo preocupado com a prevenção poderia deixar de ser pensado exclusivamente como aquele profissional que cuida de pessoas portadoras de distúrbios da comunicação com a finalidade de recobrarem a saúde, para ser pensado também como tendo responsabilidades no evitar o aparecimento dos mesmos distúrbios.

Embora com variações no significado atribuído à palavra prevenção, com maior ou menor ênfase neste ou naquele plano, inúmeros são os sinais que revelam preocupação comum, o interesse emergente pela assistência primária em fonoaudiologia.

O papel curativo, mais tradicional na fonoaudiologia no Brasil, não é questionado e as afirmações feitas nos planos garantem esse lugar ao fonoaudiólogo.

Outra questão que pude levantar da análise dos planos diz respeito à formação humanística do fonoaudiólogo, quer para situá-lo no lugar curativo, quer para situá-lo na prevenção.

Chamo a atenção para o fato de que os cursos, quando propõem as grades curriculares, nem sempre conseguem traduzir a expectativa de proporcionar ao fonoaudiólogo a formação humanística desejada. Constata-se, isto sim, que nos discursos iniciais dos planos, quando fundamentam as propostas curriculares, a referida formação humanística do fonoaudiólogo sempre é pensada.

Um dos planos chega a propor áreas de conhecimento que se superpõem na fonoaudiologia, buscando situá-la, e elegendo a educação como uma delas, abrindo um espaço significativo para a formação humanística do fonoaudiólogo.

Ainda em relação às questões suscitadas pela análise dos planos, não posso deixar de destacar os que colocam o fonoaudiólogo como um profissional que trabalha na promoção da saúde do processo de comunicação humana, deslocando o fonoaudiólogo da "doença" e situando-o na "saúde", na promoção da saúde dos indivíduos, da comunidade próxima e da população em geral. Enfoca-se a saúde e não a doença.

Pelas questões centrais apontadas, as equipes proponentes dos planos para a formação do fonoaudiólogo estão preocupadas com a fundamentação da área da fonoaudiologia, buscam situá-la e, com isso, construir um *habitat* para o fonoaudiólogo.

Sei, pela convivência — pois não posso deixar de lado o existindo-com-os-fonoaudiólogos —, que planos, programas, processos, estão sendo avaliados, revistos e que novas propostas estão para vir.

A ênfase, na visão dos pacientes, mostra o fonoaudiólogo como aplicador de técnicas para que eles, pacientes, possam alcançar a cura

No significado atribuído ao fonoaudiólogo pelos pacientes, ele é um profissional que vai resolver a sua dificuldade. Pelo dito, implicitamente delegam sua cura ao outro — o fonoaudiólogo — que pode consegui-la utilizando-se de exercícios, técnicas que favorecem o "instalar de um hábito correto, ou desinstalar um vício adquirido". Há comparações do fazer do fonoaudiólogo com o fazer de um "cirurgião que opera o coração, com o fazer de um ortopedista que engessa a perna, com aquele profissional que lhe pode dar um apoio técnico ou ainda restabelecer-lhe um recurso natural".

Poucos entendem o fazer do fonoaudiólogo tendo como horizonte o humano. Falas isoladas dizem da importância do fonoaudiólogo por "lidar com questões pertinentes à personalidade, por ajudar o paciente a encontrar a identidade perdida, porque lida com as emoções que surgem através da fala, por possibilitar um conhecimento maior do corpo". Apenas um refere-se ao "falar mesmo", à comunicação.

Mas, a ênfase situa-se na direção do ver o fonoaudiólogo como aplicador de técnicas.

E aqui o significado de técnica precisa ser revisto.

Quando faço críticas ao fonoaudiólogo por atuar como um técnico, estou utilizando o vocábulo no sentido de vê-lo como aplicador de técnica. Quando o fonoaudiólogo utiliza-se do saber técnico como normas que devem ser seguidas como um ritual, como série de procedimentos seqüenciados e preestabelecidos, a palavra *técnica* acaba significando o saber disponível que está sendo colocado *sobre* o outro, determinando o seu caminho e o seu destino.

Mas, se um olhar for lançado em direção ao sentido original da palavra *techné*, técnica significará um saber que está dado e a partir do qual posso ajudar o outro a penetrá-lo.

O valor da *techné* reside em dois elementos fundamentais: "... o fruto do 'ato intelectual' de homens que, compreendendo aquilo que executam, por se colocarem disponíveis ao Ser, têm a possibilidade de transmitir sua ciência aos demais; fruto de uma finalidade 'intencional', vincula-se à criação, posto que criar é sempre uma abertura que cuida e cultiva o des-velado dando condições para o surgimento daquilo que será preservado".*

No encontro terapeuta-paciente, como em todo ato educacional, não se pode dispensar o saber disponível, seja ele conceitual ou mesmo instrumental, como uma via de acesso para que o outro possa dizer a sua fala, o seu discurso próprio.

Mas o encontro terapeuta-paciente vai além da *techné*, ele é também *arte* e *physis*. É *physis* porque a reabilitação dos pacientes depende de sua própria natureza, de seu corpo; é arte porque precisa ser livre para criar seu próprio caminhar em direção à saúde, em meio a um saber que é dado, *techné*.

Esse envolvimento em sua própria cura não está visível no depoimento dos pacientes.

No dizer dos pacientes o fonoaudiólogo perde o seu lugar na superposição Arte, Técnica e Natureza, e a presentidade educativa no encontro não é desvelada.

---

* Thais C. Beaini, *Heidegger: arte como cultivo do inaparente*, p. 30.

O fonoaudiólogo logo percebe-se como participante de um projeto educacional

O que primeiro notei no depoimento dos fonoaudiólogos é que, no momento do encontro com seus pacientes, colocam-se como educadores. Em geral, a temática educacional com enfoque humanístico está sempre presente.

Há tentativas de conceituar a educação, percebida como transformação das pessoas que se encontram, situando dessa forma a superposição entre fonoaudiologia e educação.

Percebem a importância da solicitude, do zelo no ato educativo, quando falam em interação terapeuta-paciente. A relação solícita é bastante enfatizada nos depoimentos e alguns fonoaudiólogos, em todo o seu depoimento, chegam a falar só sobre essa temática.

Na relação solícita chamam a atenção para o "ser verdadeiro", isto é, para a importância da autenticidade no encontro terapeuta-paciente. Outro aspecto importante é o compartilhar do sentido de construir um "mundo comum" e nesse encontro há uma situação de troca da qual ambos podem sair transformados. Aprendem os fonoaudiólogos a relacionar-se com o ser humano, crescem em termos de vida, de concepções, reavaliam seus valores, enfim uma situação de aprendizado contínuo.

Sobre as idéias educacionais discutidas pelos fonoaudiólogos há aqueles que, descrevendo o que fazem, falam de seu valores, na rejeição da aplicação de métodos *a priori*, da procura de um caminhar próprio e criativo com o paciente, no utilizar entes de seus mundos no processo terapêutico, da conscientização da importância da participação do paciente na busca de sua cura, do estar presente na terapia.

Há ainda os que destacam a auto-realização do paciente, o encontrar-se no processo de vir-a-ser como expectativa no lidar com pessoas portadoras de distúrbios da comunicação.

A fala dos fonoaudiólogos incide sobre o que pode ser entendido como filosofia humanística da educação. Por um lado, a valorização da descoberta pelo paciente de si mesmo, seu autoconhecimento, a liberdade de descobrir seu próprio caminho envolvendo-se com suas experiências. Por outro lado, o fonoaudiólogo respeitando o ser do paciente, colocando-se à disposição para auxiliá-lo em seu crescimento, facilitando a aprendizagem, a autenticidade, aceitando o paciente e compreendendo-o. São sinais que, ora explícitos, ora implícitos, estão presentes no lugar que o fonoaudiólogo constrói para habitar.

Os fonoaudiólogos entrevistados, embora nem sempre tenham mantido coerência em suas opções, pode-se dizer que se colocam como educadores. As idéias educacionais com as quais se mostram familiarizados têm como fundamento uma filosofia humanística da educação.

No encontro com o paciente colocam o fonoaudiólogo habitando a educação, preocupado com o humano, deslocando o seu fazer da morada de mero aplicador de técnicas, para participar ativamente como um ser humano com outros seres humanos.

Há, porém, um depoimento que, embora único entre os recolhidos, amplia o espaço onde pode ser edificado o habitar do fonoaudiólogo, e que quero destacar, pelo significado social que lhe pode ser atribuído.

Tal depoimento fala da atuação do fonoaudiólogo não só como educador na prevenção, no tratamento de portadores de distúrbios da comunicação e no aprimoramento da linguagem dos já bem falantes; mas também fala do fonoaudiólogo como cidadão quando propõe sua inserção no sistema de saúde, sua atuação junto à população em geral, apontando para a importância do conhecimento das "patologias" prevalentes nas diferentes comunidades e sua correspondência com a organização social. No fazer do fonoaudiólogo surge um novo eixo: a sociedade na qual se vive e pela qual se tem responsabilidades. No horizonte de reflexão, não só o ser-do-paciente mas também a sociedade à qual se pertence. Em foco, os problemas sociais e as responsabilidades do fonoaudiólogo diante desses problemas, no que diz respeito à sua competência.

Do consultório para a atuação social — uma esperança emergente

Como profissional liberal em seu consultório, cuidando de pessoas portadoras de distúrbios da comunicação, o fonoaudiólogo tem construído uma das possibilidades de seu habitar, a mais tradicional e a mais esperada em termos de mercado de trabalho, até hoje.

A formação do fonoaudiólogo, como pude identificar pelos planos de curso que analisei, está voltada para esse foco, e o fazer nessa direção é confirmado pelo depoimento dos fonoaudiólogos e pacientes entrevistados.

Esse lugar, que não pode ser questionado, tem avançado em direção à prevenção no sentido já discutido, como todos os esforços feitos para evitar-se o surgimento das manifestações dos distúrbios da comunicação. Tem avançado ainda em direção ao aprimoramento. *Aprimorar* vem do grego, e significa "fazer, sair-se bem", "chegar ao pleno desenvolvimento".

16

Em 1985, com a publicação do livro *A fonoaudiologia no Brasil: reflexões sobre seus fundamentos*, levantei a possibilidade de rever o fazer dos fonoaudiólogos nessas direções. Discuti então a essência da fonoaudiologia como possibilidade de linguagem do ser. E como possibilidade de linguagem, o homem, porque existe no mundo-com-os outros, pode proferir o seu discurso próprio, se compreender e interpretar a si mesmo e ao mundo que o cerca. E pode comunicar-se. E o comunicar humano envolve a consciência do discurso, o discurso articulado, a fala expressiva do discurso, a totalidade de palavras que constituem a linguagem.

Essas reflexões trouxeram consigo a possibilidade de rever o fazer do fonoaudiólogo. Na ocasião, apontei em direção à prevenção e aprimoramento, espaços agora novamente ocupados na construção do habitar do fonoaudiólogo.

"O movimentar do horizonte da fonoaudiologia, em direção às possibilidades de linguagem do ser, movimenta as expectativas do fazer do fonoaudiólogo, em direção à prevenção dos distúrbios da comunicação.

"...E o fazer do fonoaudiólogo movimenta-se ainda em outra direção, na oportunidade que o fonoaudiólogo tem de buscar com os já bem falantes uma linguagem cada vez mais adequada, singular e criativa."*

Habitando no cuidado com as pessoas portadoras de distúrbios da comunicação, na prevenção e no aprimoramento, qual a postura que o fonoaudiólogo tem assumido?

Adestrador, aplicador de técnicas, educador?

Embora os pacientes percebam o fonoaudiólogo como aplicador de técnicas, muitos são os sinais nos planos dos cursos e nos depoimentos dos fonoaudiólogos que indicam a busca do assumir a postura de educador, no encontro com seus pacientes, sem deixar de lado o que lhe é específico.

Os sinais da postura educacional estão na dificuldade de os fonoaudiólogos adotarem um procedimento preestabelecido no encontro com o paciente, lembrando-se de que cada ser humano tem características próprias, aproximando-se de Heidegger quando diz: "O seraí é um ente que em cada caso sou eu mesmo, seu ser é em cada caso meu. Esta definição indica um constitutivo estado ontológico, que em cada caso esse ente é um 'eu' e não os outros".**

E nesse caminhar que vai sendo construído *junto-com*, os recursos terapêuticos muitas vezes são buscados no mundo circundante

---

* Isabel Franchi Cappelletti, *A fonoaudiologia no Brasil: reflexões sobre os seus fundamentos*, pp. 87 e 88.
* Martin Heidegger, *Todos nós... ninguém,* p. 27.

daquele que está sendo cuidado e "quando alguém está trabalhando juntamente com a totalidade dos entes envolventes para o trabalho, os outros para quem o 'trabalho' é destinado, também são encontrados".*

Compreender o paciente e seu mundo, relacionar-se com ele na solicitude e na autenticidade, são outras idéias fundamentais que, juntamente com as já citadas nos parágrafos anteriores, caracterizam o ato educativo, quando se tem no horizonte o humano, e que estão presentes no pensar do fonoaudiólogo.

Mas, o que de mais importante pode ser recolhido é que o fonoaudiólogo está começando a pensar que sua atuação não pode se restringir ao trabalho de um profissional liberal, dentro das paredes de seu consultório, atendendo a uma minoria, privilegiada.

Há inúmeros sinais nos planos de curso, além de um depoimento significativo, que propõem a inserção do fonoaudiólogo no sistema de saúde pública.

Em um país onde a população mais pobre encontra dificuldades de inúmeras ordens para sobreviver, como encontrar o estado ideal de saúde?

Em um de seus artigos, Vieira** diz em seus comentários finais: "Sonho e realidade, poesia e filosofia se confundem quando saúde é concebida como estado de bem-estar físico, mental, sócio-cultural e político do ser humano..."

É preciso transformar o sonho em realidade, a reflexão em ação, pois vivemos em uma sociedade onde os mecanismos de poder, os modos de produção, os sistemas de expropriação, são encarados como produtos do destino. Encará-los como resultado da criação humana é preciso, para que possam ser modificados. E modificá-los exige ciência e, sobretudo, consciência.

A esperança emergente é a que surge da tomada de consciência dos fonoaudiólogos, colocando-se a serviço da saúde pública, assumindo responsabilidades sociais no atendimento da população em geral. A qualidade do trabalho do fonoaudiólogo estará certamente relacionada com a sociedade desejável que ele será capaz de ajudar a criar. E isso passa necessariamente pela sua participação na solução dos problemas sociais relativos à sua área de competência. E a participação é o cerne da criação política.

---

* Martin Heidegger, *Todos nós... ninguém*, p. 33.
** Raymundo Manno Vieira, "Promoção de Saúde: Conceito, Sistematização, Consecução", in *ACTA AWHO* — Vol. III.

"Sonho ou realidade?"

"Poesia ou filosofia?"

O surgimento de um novo ver, uma esperança emergente na construção do lugar onde o fonoaudiólogo habita.

Referências Bibliográficas

ASHA. "Prevention: A Challenge for the Profession", in ASHA 24, (11) 35-7, 1984.

BEAINI, T. C. *A Escuta do Silêncio*. São Paulo, Cortez Autores Associados, 1981.

_____ *Heidegger. Arte Como Cultivo do Inaparente*. São Paulo, Nova Stella, 1966.

CAPALBO, C. "A Fenomenologia Dialética do Conhecimento Vivido", *Revista Brasileira de Filosofia, XXXVII (149)*: 16-30, 1988.

CAPPELLETTI, I. F. *A Fonoaudiologia no Brasil: Reflexões Sobre os Seus Fundamentos*. São Paulo, Cortez, 1985.

_____. *O Lugar Onde o Fonoaudiólogo "Habita"*. Tese de Doutorado, Programa de Distúrbios da Comunicação. E. P. M. (1989).

CRITELLI, D. M. *Educação e Dominação Cultural: Tentativa de Reflexão Ontológica*. São Paulo, Cortez, 1980.

DEMO, P. *Avaliação Qualitativa*, São Paulo, Cortez Autores Associados, 1987.

FOUCAULT, M. *La Arqueologia del Saber*. México, Siglo Veintiuno, 1979.

_____. *As Palavras e as Coisas*. São Paulo, Martins Fontes, 1966.

FREIRE, P. *Extensão ou Comunicação?* Rio de Janeiro, Paz e Terra, 1975.

_____. *Pedagogia do Oprimido*. Rio de Janeiro, Paz e Terra, 1975.

GARCIA, W. (coord.). *Inovação Educacional no Brasil*. São Paulo, Cortez Autores Associados, 1980.

HEIDEGGER, M. *Da Experiência do Pensar*. Porto Alegre, Globo, 1969.

_____. *Sobre o Problema do Ser, o Caminho do Campo*. São Paulo, Duas Cidades, 1969.

_____. *Sobre a Essência do Fundamento*. São Paulo, Duas Cidades, 1971.

_____. *El Ser y El Tiempo*. México, Fondo de Cultura Económica, 1977.

_____. "Aletheia" (Heráclito, Fragmento 16) *in* Os Pensadores. *Os Pré-Socráticos*. São Paulo, Abril Cultural, 1978.

_____. *Que é isto, a Filosofia? Identidade e Diferença*. São Paulo, Duas Cidades, 1978.

HEIDEGGER, M. *Introdução à Medicina*. Rio de Janeiro, Tempo Brasileiro, 1978.

_____. "Logos" (Heráclito, Fragmento 50) *in* Os Pensadores. *Os Pré-Socráticos*. São Paulo, Abril Cultural, 1978.

_____. *Todos nós... Ninguém...: Um Enfoque Fenomenológico do Social*. São Paulo, Moraes, 1981.

HERBART, J. F. *Pedagogia General: Deriyada Del Fide La Educación*. Madri, Lineal Ediciones de la Lectura, 1806.

MARGE, M. "The Prevention of Comunication Disorders", *in* ASHA, *1984, 26* (8) 29,33.

MARTINS, J. & BICUDO, M. A. V. *Estudos sobre Existencialismo, Fenomenologia e Educação.* São Paulo, Moraes, 1983.

MARTINS, J. & DICHTCHEKENIAN, M.F.S.F.B. (org.) *Temas Fundamentais de Fenomenologia.* São Paulo, Moraes, 1984.

MEIRA, I. M. *Gagueira do Fato Para o Fenômeno.* São Paulo, Cortez, 1983.

MERLEAU, P. M. *A Estrutura do Comportamento.* Belo Horizonte, Interlivros, 1975.

OLIVIERI, D. P. *O "Ser Doente". Dimensão Humana na Formação do Profissional de Saúde.* São Paulo, Editora Moraes, 1985.

RICCEUR, P. *O Conflito das Interpretações.* Rio de Janeiro, Imago, 1978.

ROCHA, M.A.C. *Questionando a Aprendizagem.* Tese de Mestrado do Programa Psicologia Educacional da PUC/SP, 1983.

SANTOS, J. H. *Do Empirismo à Fenomenologia.* Braga, Livraria Cruz, 1973.

SAVIANI, D. *Escola e Democracia.* São Paulo, Cortez, 1984.

SCHMED, K. W. *Pedagogia Dialética: De Aristóteles a Paulo Freire.* São Paulo, Brasiliense, 1983.

SILVA, E.T.S. *O Ato de Ler. Fundamentos Psicológicos para uma Nova Pedagogia da Leitura.* São Paulo, Cortez Autores Associados, 1961.

STEIN, E. *A Questão do Método na Filosofia: Um Estudo do Modelo Heideggeriano.* São Paulo, Duas Cidades, 1973.

TAPIA, L.E.R. "Uma Revisão do Método Vigente na Pesquisa Educacional", *in Leopoldianum,* Santos *9 (25)* 69-89, 1982.

TAPIA, L.E.R. *Uma Descrição Fenomenológica da Experiência de Crise Existencial ou Angústia.* Tese de Doutoramento do Programa de Psicologia Educacional da PUC/SP, 1984.

_____. "Anotações sobre o Método Fenomenológico na Pesquisa". Anotações feitas na apresentação em Seminário de Doutorado em Psicologia Educacional, PUC/SP, 1985.

_____. "Método em Fenomenologia", *in* ACTA AWHO, vol. *(supl. 2):* 2-5, 1984.

VIEIRA, R. M. "Promoção de Saúde. Concepção, Sistematização e Consecução", *in* ACTA AWHO Vol. III (2) *59-63 (3):* 7-15; 1984.

FONOAUDIOLOGIA ESCOLAR:
AS ORIGENS DE UMA PROPOSTA*

Nilza de Lima Collaço

Introdução

Quando surgiu o convite para escrever sobre o início da fonoaudiologia na escola, aqui em São Paulo, é que me conscientizei da minha participação nas origens desse processo e, confesso, fiquei assustada. Mas foi gratificante registrar agora, passados tantos anos, como tudo aconteceu — *um processo de construção* dinâmico, produto de um trabalho de equipe, que cresceu e se consolidou à medida que foi enfrentando os desafios do dia-a-dia.

Na época, a própria fonoaudiologia se constituía em novo campo de conhecimento dando seus primeiros passos em São Paulo. A bibliografia disponível era quase que unicamente importada. Sendo a língua falada pelo povo o objeto de trabalho da fonoaudiologia, a utilização dessa bibliografia e sua transformação em prática exigia trabalhosa adaptação. Tudo estava ainda por fazer!

Um pouco da história

Professora normalista por formação, alfabetizadora por opção e com experiência profissional de mais de dez anos com crianças da

---

* Relato baseado em trabalho desenvolvido pelo Setor de Fonoaudiologia no Grupo Escolar — Ginásio Experimental Dr. Edmundo Carvalho, de São Paulo, no período de 1968 a 1978.

periferia de São Paulo e da zona rural do estado, de há muito sentia as conseqüências das diferenças e dificuldades individuais decorrentes em grande parte das reais oportunidades de vida em nosso meio. Essas diferenças acabam por se refletir no desempenho escolar dessas crianças, sendo marcadas particularmente por ocasião da alfabetização.

Em 1965 surgiu a oportunidade de trabalhar no Grupo Escolar — Ginásio Experimental Dr. Edmundo Carvalho que, apesar da condição de escola pública, desenvolvia algumas propostas inovadoras para a época. A orientação pedagógica nessa escola, produto de uma equipe multidisciplinar que passei a integrar, era formada por psicólogos, coordenadores das várias áreas de estudo inclusive Educação Artística e Educação Física, orientadores educacionais, técnicos em saúde, além de pesquisadores e do contato permanente com as universidades. Esse grupo elaborava propostas, agilizava as discussões de planejamento de trabalho, orientava os professores, dava treinamento específico quando necessário e todo o apoio para a ação pedagógica de sala de aula.

Classificado de elitista por alguns educadores, em decorrência principalmente das condições especiais de estrutura e funcionamento de uma escola pública que atendia um punhadinho de crianças perante o gigantismo da rede pública sempre carente de recursos humanos e materiais, o certo é que dali surgiram estudos e proposições didáticas que continuam subsidiando muitos programas escolares de hoje.

O Experimental, assim chamado carinhosamente por nós, era um verdadeiro centro de pesquisa em ação, fornecendo dados para a realimentação da própria proposta pedagógica e subsídios para a divulgação de trabalhos ali executados. Em intercâmbio com as universidades, possibilitava ainda levantamento de dados em pesquisas de interesse pedagógico.

Foi por ocasião de um desses trabalhos — Teste Metropolitano de Prontidão* — que tive um contato maior com a pesquisadora Ana Maria Poppovic. Pude então aprofundar algumas questões da alfabetização, não como um processo encerrado dentro dos limites da 1ª série do 1º grau, mas ampliando sua abrangência para antes e depois da faixa de idade dos sete anos.

A análise dos resultados da pesquisa trouxe, além de outras questões, o interesse da escola em compor a equipe técnica com mais um profissional — o fonoaudiólogo — preocupado com a linguagem

---

* Poppovic, A. M. *Teste Metropolitano de Prontidão*. São Paulo, Vetor — Editora Psicopedagógica, 1966.

falada, lida e escrita de crianças em desenvolvimento, o que veio a se efetivar em 1968, quando completei minha formação profissional.

A organização e o funcionamento do setor

Um dos pressupostos do trabalho de fonoaudiologia desenvolvido no Experimental era a máxima valorização da figura do professor em sala de aula, como um elemento capaz de ajudar o aluno a desenvolver e aperfeiçoar sua comunicação verbal pela linguagem oral e escrita.

Nossos primeiros momentos com os professores trouxeram duas questões fundamentais:

1. *A diferença entre a fonoaudiologia clínica e a fonoaudiologia escolar*. A fonoaudiologia clínica — tratando da patologia, pressupõe recuperação individual ou em pequenos grupos homogêneos das dificuldades fonoaudiológicas, planejada e executada caso a caso por especialistas. Já a fonoaudiologia escolar — com enfoque preventivo, é planejada por especialistas e professores para ser executada pelo professor com o conjunto dos alunos da classe.

2. *A interligação das ações do fonoaudiólogo com as ações dos outros profissionais que atuam dentro da escola*: psicólogo, orientador educacional, orientadores de áreas de estudo etc., podendo comprometer o trabalho efetivo do professor e do aluno, se não houver identidade na linha filosófica adotada. Além disso, são importantes a flexibilidade e bom senso na formulação das propostas, uma vez que as orientações específicas desses profissionais afunilam-se no professor, único responsável pelo contato direto e cotidiano com a criança.

Na verdade, "nossa" escola tinha dois cursos: a Pré-Escola e a Escola de 1º Grau. Cada curso contava com sua própria direção administrativa e pedagógica, embora a comunicação entre os cursos fosse conduzida de forma a garantir a continuidade do processo educativo de cada criança.

O Setor de Fonoaudiologia — dentro da interpretação piagetiana que orientava toda a proposta educacional da escola — via a criança em desenvolvimento contínuo e integral, descobrindo o mundo e relacionando-se com ele por todos os meios de comunicação e, é claro, também pela palavra.

A criança que entrava na escola aos três anos e meio, quatro anos estava, dentro desse processo de desenvolvimento, aprendendo, entre uma porção de coisas, também a falar. Logo surgiam o interesse e a interação com a escrita, a alfabetização propriamente dita e a comunicação pela leitura/escrita em contextos cada vez mais elaborados. A comunicação pelo código verbal — falando, lendo, escrevendo — de tudo o que a criança via, sentia, sabia das coisas e do mundo, era o objeto de trabalho da nossa fonoaudiologia na Escola Experimental da Lapa.

Naquela época — 1968 a 1978 — quando os estudos de Emília Ferreiro sobre a psicogênese da língua escrita* ainda não haviam chegado a São Paulo, esclarecendo questões importantes da alfabetização, inclusive sobre as hipóteses que a criança formula no seu caminhar em direção ao domínio do código escrito e sobre os avanços da criança nesse processo dependendo muito mais das reais oportunidades de operar sobre ele do que da idade cronológica, o Experimental propunha a *alfabetização num processo contínuo* iniciando-a logo na chegada da criança à escola e estendendo-a para além da 1ª série do 1º Grau. O trabalho de prontidão para a alfabetização ali desenvolvido desde o 1º Grau do Pré (crianças de três anos e meio, quatro anos), embora tivesse a preocupação do treino de discriminações e percepções, já valorizava o envolvimento global da criança e, sensível aos interesses infantis, *oportunizava o contato da criança com o mundo letrado*, colocando à sua disposição livros de história e usando informalmente o apoio da escrita em muitas de suas atividades.

Mais tarde, nas classes de 3º Grau do Pré (crianças de seis anos) introduzia a então chamada sistematização da alfabetização trabalhando com palavras, frases e sílabas. Essa sistematização se completava na 1ª série do 1º Grau, e nas séries seguintes, quando a criança já se expressava com maior fluência pela escrita, esse processo de alfabetização ainda continuava com o enfoque na ortografia.

O desenvolvimento de fala — aquisição fonêmica

No primeiro mês do ano escolar, os professores das classes de pré-escola eram orientados para a observação da "fala" de cada aluno, através de entrevistas informais, observando os seguintes itens:
1. Linguagem espontânea: Esta observação permitia o levantamento de dados sobre a fluência e organização da linguagem, ritmo e entonação da voz além de outras características gerais. Era feita através de respostas a perguntas rotineiras sobre a vida da criança, seus familiares, amizades, caminho que percorria para chegar à escola, brincadeiras e outros assuntos que surgiam no momento.
2. Quadro fonêmico: Tinha por objetivo levantar o sistema fonêmico em uso pela criança. A observação era feita em duas estratégias:

---

* Ferreiro, Emília & Teberosky, Ana. *Psicogênese da língua escrita*. Trad. Diana Myrian Lichtenstein, Liana di Marco, Mario Corso. Porto Alegre, 1986.

— Apresentação de uma série de cartões contendo figuras que sugeriam a nomeação de apenas uma palavra em cada ficha. Exemplo: gato, casa, pêra etc.

Procurava-se garantir, na série de figuras selecionadas, a presença de todos os fonemas da língua portuguesa pelo menos uma vez, não se levando em conta a sua posição na palavra.

— Repetição pela criança de palavras nomeadas pelo professor. As dificuldades apresentadas pelas crianças durante a estratégia anterior, seja por troca, omissão, inserção ou distorção de fonemas eram confirmadas pelo professor para, então, serem anotadas em ficha.

As fichas preenchidas permitiam traçar o perfil de cada classe, traçar o perfil da série, destacar aqueles alunos que, por fugirem ao desempenho padrão de sua classe, mereciam uma avaliação mais rigorosa.

Em reuniões com os professores eram discutidos os perfis de classe e de série.

O item Linguagem Espontânea alimentava o plano pedagógico global da série, e o item Quadro Fonêmico fornecia dados para o trabalho específico de fonoaudiologia na sala de aula.

Estabeleciam-se então as prioridades e elaboravam-se planos pedagógicos propondo-se exercícios articulatórios gerais de órgãos fonadores e exercícios com aqueles fonemas priorizados para a classe. Os professores eram esclarecidos sobre o envolvimento dos órgãos fonadores na emissão, o ponto e o modo de articulação desses fonemas.

Não acreditamos que deva existir uma aula específica de ''aprender a falar'' dentro da escola, muito menos que a criança deva ser incentivada a falar apenas para o professor, por isso fugimos ao artificialismo dos exercícios isolados de fonemas e órgãos fonadores, mais adequados a um trabalho clínico, e procuramos sempre inserir os exercícios com a fala nas atividades rotineiras de classe.

A título de exemplificação citamos abaixo algumas dessas atividades do dia-a-dia aproveitadas para o desenvolvimento da linguagem oral. Muitas outras surgiam freqüentemente a partir da criatividade do professor e das oportunidades decorrentes da programação cotidiana.

Para os órgãos articuladores: jogo do espelho, jogo da estátua, brincadeiras de imitar, brincadeiras de monstro, brincadeira da língua de cobra, cantos e poesias.

Procurava-se nessas oportunidades exercitar a musculatura dos lábios, bochechas, palatos, arcadas e, especialmente, a língua.

Para a aquisição fonêmica: seqüências de palavras faladas duas a duas, três a três, seqüências crescentes de palavras a partir de uma, construção de frases crescentes, jogo da memória (de parear), jogo da memória (de subtrair ou acrescentar figuras), jogo da memória (de deslocar figuras), quebra-cabeça, dominó, bingo, jogos de inclusão de classes (exemplo: nomear animais, nomear frutas etc.), jogos de descoberta do tipo: o que é, que é?, jogos de descoberta do tipo: Adivinha o que vou dizer. É menino e começa com ... Ca. Partíamos da elaboração de uma lista de palavras com o fonema a ser trabalhado para facilitar a construção e/ou adaptação de jogos, brincadeiras. Essa lista também auxiliava o professor no aproveitamento de outras situações que pudessem surgir em classe. Durante a atividade, as palavras contendo os fonemas em estudo eram pronunciadas com clareza pelo professor que, sutilmente, criava oportunidades de repetição das mesmas pela criança.

Após três anos de investigação, análise dos resultados e o trabalho efetivo na sala de aula, foi possível elaborar uma proposta de trabalho para a aquisição e o desenvolvimento fonêmico em crianças dos três aos sete anos de idade. Tais planos, infelizmente, desapareceram por ocasião do incêndio nos arquivos da escola, em setembro de 1984.

Há que se considerar que, se, por um lado, essa investigação feita no início do ano letivo proporcionava um melhor conhecimento dos alunos por parte do professor e possibilitava o encaminhamento do trabalho durante o ano, por outro lado, evidenciava aqueles alunos que apresentavam padrão de fala atípico para a classe e a série que freqüentavam e que precisavam de um cuidado maior.

Se hoje, vinte anos depois, a criança com poucos recursos econômicos enfrenta meses de espera para conseguir atendimento clínico fonoaudiológico, podemos imaginar o que acontecia numa época em que a própria Fonoaudiologia se constituía numa área de estudos nova, com poucos profissionais habilitados e, além disso, desconhecida mesmo da maior parte da população. A solução encontrada no Experimental da Lapa foi instalar paralelamente ao Setor de Fonoaudiologia um serviço de atendimento clínico feito por estagiários, estudantes dos cursos de Fonoaudiologia das universidades paulistas.

Tal iniciativa completava o trabalho do Setor, proporcionando um atendimento especializado para os casos mais difíceis que fugiam às possibilidades do professor. Além disso, esse atendimento era feito paralelamente às aulas integrando terapeuta-professor-aluno-família.

Sistematização da alfabetização

Nascia, na ocasião, uma nova proposta de alfabetização no Experimental — pelo método global analítico e sem o uso da cartilha.

A partir da investigação da temática de interesse dos alunos no momento, do vocabulário de uso e da construção frasal comum às crianças, foi montada a espinha dorsal de uma história, escolhidas as palavras geradoras que seriam utilizadas na sistematização das famílias silábicas do português, construídas as frases-chave que garantiriam o desenrolar da história. O enriquecimento com detalhes ficava por conta do processo particular de cada classe.

O Setor de Fonoaudiologia compunha então, junto com o psicólogo escolar, o coordenador da Área de Língua Portuguesa, os coordenadores dos cursos de Pré-Escola e de 1º Grau, a equipe responsável pela formulação da proposta.

A comunicação pela escrita — o enfoque da ortografia

Ao final da 1ª série do 1º Grau, a criança já se expressava pela escrita com relativa fluência e espontaneidade.

No início da 2ª série e nas séries seguintes, o professor fazia o levantamento das características ortográficas dos escritos dos alunos para traçar o perfil das classes e das séries. Essa investigação era feita através de produções de textos escritos espontaneamente e palavras escritas sob a forma de ditado.

Da mesma forma que os levantamentos de aquisição fonêmica eram discutidos com os professores do curso Pré-Primário, os perfis de classe e série relativos à comunicação escrita eram discutidos com os professores de 1º Grau.

As questões consideradas na época mais gerais da comunicação escrita, como a organização da linguagem, pensamento e linguagem, o vocabulário em uso, questões morfossintáticas, etc., eram discutidas com a equipe técnica e propostas de trabalho fluíam através do planejamento global da série. O Setor de Fonoaudiologia preocupavase em oferecer aos professores subsídios ao trabalho com a ortografia dos alunos.

Numa abordagem sintética da proposta podemos referir que se procurava trabalhar primeiramente aquelas especificidades da língua que permitiam o apoio da discriminação auditiva e/ou visual, como é o caso dos fonemas opositivos e sonoros, ou ainda /r/ vibrante múltiplo, em oposição a /r/ vibrante simples, deixando para mais tarde características ortográficas mais complexas como s, ss, sc, ç, ou como x de exame e x de enxame, ou ainda aquelas que estão sujeitas muitas vezes a regras ortográficas complicadas, carregadas de exceções.

Os exercícios ortográficos, sempre que possível, eram inseridos e/ou decorrentes de atividades gerais de linguagem.

Uma última palavra

Foram dez anos de trabalho gratificante. Ele foi possível graças à troca e ao apoio mútuo entre fonoaudióloga, estagiários do Setor e demais profissionais que compunham a equipe do Experimental. Em 1979, por razões político-econômicas, a organização administrativa da Escola foi revista, desaparecendo do seu organograma, juntamente com alguns setores técnicos, o Setor de Fonoaudiologia.

FONOAUDIOLOGIA EDUCACIONAL JUNTO A UM SISTEMA DE ENSINO PÚBLICO*

Ana Maria Marcondes Pinto, Maria Áurea Erhardt Furck, Maria Ignez Vallim Fix, Eliana Stella Pires, Rosana Raposo Malheiros

Apresentação

O trabalho desenvolvido pela Seção de Fonoaudiologia do Departamento de Saúde Escolar da Secretaria Municipal de Educação de São Paulo vem crescendo, diversificando atuações, tornando-se mais abrangente, numa tentativa de atender e suprir as necessidades de educandos, professores, pais e demais educadores da Rede Municipal de Ensino.

Seu crescimento e amplitude definiram e garantiram um espaço na Educação e Saúde, transformando-se na Divisão de Assistência Fonoaudiológica do Departamento de Saúde Escolar da Secretaria Municipal de Educação.

Pretendemos contar um pouco de todo esse desenvolvimento, dinamismo e transformação, restringindo o relato ao exercício de 1988, quando os programas na área preventiva implantados tiveram ampla aceitação, eficácia comprovada, propiciando uma divulgação do que é Fonoaudiologia e suas áreas de atuação, ampliando o campo de trabalho e firmando seu valor e contribuições como agente facilitador da ação pedagógica na produção do conhecimento.

---

* Trabalho desenvolvido pelo Setor de Fonoaudiologia Escolar. Divisão de Assistência Fonoaudiológica do Depto. de Saúde Escolar. Secretaria Municipal de Educação de São Paulo, 1988.

Uma equipe de profissionais atuantes, inovadores, doou muito de si, buscando ações alternativas, crescendo, evoluindo, aprendendo, moldando uma Fonoaudiologia Educacional junto a um Sistema Público de Ensino que descreveremos a seguir.

Introdução

A Lei nº 6965 de 9 de dezembro de 1981, que dispõe sobre a regulamentação da profissão de fonoaudiólogo, no capítulo II, artigo 3º, estabelece: "É de competência do fonoaudiólogo: desenvolver trabalho de prevenção no que se refere à área de comunicação escrita e oral, voz e audição, participar da Equipe de Orientação e Planejamento Escolar, inserindo aspectos preventivos ligados a assuntos fonoaudiológicos".

Selecionamos alguns itens dessa lei que definem o exercício profissional do fonoaudiólogo na área educacional, um campo de trabalho complexo, que requer uma visão ampla da realidade, além de uma atuação integrada junto a educadores no binômio ensino-aprendizagem.

A realidade atual do Ensino Público nos mostra índices bastante altos de repetência e evasão escolar. Muitas medidas têm sido implantadas pelo poder central tentando melhorar esse quadro, mas a eficácia das mesmas é discutível, pois o aproveitamento escolar continua aquém do esperado.

A escola centra sua atenção no aluno, nas suas carências, responsabilizando-as pelo fracasso escolar. Constatando somente o que o aluno "não tem", a "falta de pré-requisitos", surgem os rótulos "carentes", "deficientes culturais".

Muitos consideram a crise sócio-econômica como responsável pelo insucesso do aprendizado do educando, outra visão simplista do problema.

Ao entrar na escola, a criança já iniciou seu aprendizado no seu contato com o meio e adentra um mundo bastante diferente quanto à linguagem, exigências formais e expectativas. São indivíduos com culturas e formas de expressões diversas, que enfrentarão uma escola preparada para atender grupos cultural e socialmente homogêneos.

Olhando para além dos seus atendimentos clínicos, vivendo o dia-a-dia da patologia, abrindo sua visão para conhecer o evoluir normal e natural da maioria das crianças, o fonoaudiólogo percebe o quanto o ambiente em que a criança está inserida garante a evolução e a semelhança de seu linguajar com o de seu grupo.

Em São Paulo, a maioria de nossas crianças são criadas em ambientes de "falares diferentes", com as mais variadas histórias de vida, que nem sempre lhes permitem o desenvolvimento do manifestar-se verbalmente, do escutar para compreender e aprender.

O material essencial de trabalho do fonoaudiólogo é a linguagem verbalizada quanto à forma, conteúdo e desenvolvimento.

O professor atua sobre essa linguagem buscando desenvolver a capacidade cognitiva, o conhecimento da criança.

A linguagem escrita, seguindo normas formais, permitirá ao educando desenvolver o seu contato e expressão com o conhecimento evoluído e transmitido por gerações.

Essa norma formal nem sempre está emparelhada com o código ambiental da criança.

É nessa análise e adaptação que o papel do fonoaudiólogo é fundamental, no esclarecimento do ambiental e do patológico e levantamento dos problemas pedagógicos decorrentes da inadequação da operacionalização desses códigos.

Com esta visão, e experiências anteriores nas áreas clínica e escolar, refletindo, propondo, avaliando, fomos adequando, dando forma a um trabalho de Fonoaudiologia Escolar junto a um sistema Público de Ensino.

Timidamente, dentro das possibilidades, fomos penetrando nos espaços que foram se abrindo junto a professores e dentro da escola, buscando sempre repensar esse evoluir da linguagem dos alunos, também suas reticências e silêncios, pois nem sempre essas crianças têm a chance de se expressar, colocando seus pensamentos com um mínimo de garantia de que alguém realmente as escute e complete o jogo interativo para permitir a evolução.

Atuando preventivamente em campo, um pequeno grupo de fonoaudiólogos conheceu ainda mais a realidade escolar de um sistema de Ensino Público, ofereceu subsídios, trocou informações, cresceu profissionalmente, tentou preparar-se para — junto com os demais profissionais da Educação — construir um código comum que permitisse um diálogo esclarecedor entre as partes.

Basicamente dois caminhos, que se completavam, foram percorridos pelos fonoaudiólogos na operacionalização de sua atuação preventiva:

Programa de Orientação Fonoaudiológica a Educadores. — Desenvolvido através de cursos, palestras, subsídios, contatos com professores e equipes multidisciplinares que atuam na Educação, repensando a realidade de seus próprios códigos, quanto há de automático, quanto de criativo e seu potencial de adaptação a novas situações.

Programa de Saúde Vocal do Professor. — Através de palestras sobre higiene vocal, cuidados necessários para a prevenção dos distúrbios vocais tão comuns entre os trabalhadores da Educação e cursos onde a conscientização de um esquema corporal vocal pretende favorecer a expressividade do professor, sem comprometer o delicado mecanismo da fonação.

A — Programa de orientação fonoaudiológica a educadores

Cursos

Objetivo: Com o objetivo de desenvolver uma ação profilática junto às dificuldades do processo de comunicação oral e gráfica, partindo da reflexão, do conhecimento de como se dá o evoluir do falar, do entender, do escrever, do ler, do expressar o pensamento, foram oferecidos aos professores cursos com carga horária de trinta horas, distribuídas em dez aulas semanais.

Sediamos os cursos em diferentes regiões da cidade de São Paulo procurando facilitar a presença do professor.

Grupos de até trinta professores, coordenadores pedagógicos, diretores e supervisores de ensino recebiam do fonoaudiólogo regente subsídios fonoaudiológicos, executavam trabalhos em grupo, vivenciavam experiências de comunicação e aspectos essenciais, refletiam e, em painéis conclusivos, os pontos principais dos conteúdos desenvolvidos eram destacados e avaliados.

A metodologia variada favorecia e motivava a participação e a troca de experiências.

Conteúdo. Pela experiência clínica, conhecendo as dificuldades de comunicação oral e gráfica mais freqüentemente encontradas entre os alunos da rede municipal de Ensino, fonoaudiólogos regentes junto com a coordenação selecionaram e elaboraram temas que seriam do interesse do professor e cujo conhecimento poderia facilitar a ação pedagógica.

Os temas desenvolvidos foram:

1) Observação dos alunos quanto a aspectos da comunicação oral e gráfica — o que e por que observar.

Enfatizando a importância do papel do professor observador, foram propostas atividades que os levavam a refletir o quanto temos dificuldades em perceber o que acontece ao nosso redor, o quanto a rotina e correria do dia-a-dia embotam nossos sentidos, muitas vezes impedindo que percebamos detalhes de um conjunto maior.

Considerando o processo de comunicação, os professores discutiam quais aspectos físicos, de saúde, sociabilidade, emocionais, cognitivos poderiam interferir no seu desenvolvimento; justificavam a importância da observação dos mesmos e as providências necessárias de orientação e encaminhamentos.

2) Processo de aquisição e desenvolvimento da linguagem.
Enfatizando a interferência de fatores biológicos, emocionais e ambientais, a linguagem era apresentada numa linha evolutiva, com destaque para sua importância em toda interação social.

Alguns relatos de crianças que apresentavam desvios nessa linha de desenvolvimento eram analisados e refletia-se quanto às atitudes adequadas que o professor, a escola e a família deveriam adotar.

3) Elaboração oral e gráfica. Sugestões de atividades para a estimulação da linguagem.

Foi considerada a importância do contato com o meio, o agir, o manipular na construção de subestruturas do pensamento. E foi considerado que só mais tarde essas ações — no início executadas materialmente — serão interiorizadas e operadas simbolicamente, época do aparecimento da linguagem.

Sendo assim, enfatizamos a importância do meio, do contato social determinando a qualidade e a quantidade no desenvolvimento da linguagem infantil.

Os professores vivenciaram diversas atividades propostas pelo fonaudiólogo, apresentadas das mais simples às mais complexas, onde as respostas iniciais poderiam ser diretas e as demais elaboradas. Isto, sempre considerando a linguagem e suas manifestações: expressão corporal, plástica, verbal e gráfica.

Concluía-se que toda criança tem um potencial que pode ser desenvolvido cada vez mais, daí a importância de um elemento estimulador.

4) Percepção auditiva — importante no desenvolvimento da comunicação oral e gráfica.

Partindo do conceito diferencial entre acuidade e percepção auditiva, o fonoaudiólogo propunha atividades a serem vivenciadas pelos professores, onde as etapas do desenvolvimento da percepção auditiva eram trabalhadas. A partir de uma experiência concreta, o professor definia a importância desse trabalho e percebia como alterações no seu desenvolvimento podem interferir na comunicação oral e gráfica.

5) Exercícios fonoarticulatórios prevenindo as dificuldades de fala da criança.

Os professores tentavam perceber neles mesmos os pontos e modos de articulação dos vários fonemas da nossa língua e vivenciavam exercícios de lábios, língua e palato.

Sentiam os órgãos fonoarticulatórios, seus movimentos, o som emitido na laringe e suas modificações. Trocavam experiências, propondo atividades lúdicas com exercícios que visavam completar o desenvolvimento do esquema corporal e melhorar o padrão articulatório.

6) Distúrbios da comunicação mais freqüentemente encontrados e a relação professor-alunos.

Exemplificando com relatos de casos de distúrbio articulatório, retardo de linguagem, deficiência auditiva, gagueira, deglutição atípica e disfonia, o fonoaudiólogo caracterizava cada uma dessas patologias e discutia as atitudes da escola e do professor face a essas patologias e sua interferência no aproveitamento escolar.

Nesse momento os professores aproveitavam para tirar dúvidas e buscar orientação quanto a necessidades de encaminhamento e, principalmente, entender melhor o que realmente acontecia com alguns dos seus alunos.

7) Levantamento e estudo das dificuldades de leitura e escrita.

Partindo da vivência da utilização de um desconhecido código que deveria ser decodificado pelos professores, ficava mais claro entender que aspectos são importantes e necessários para que o processo de leitura-escrita se desenvolva em toda a sua plenitude.

A importância da elaboração da criatividade na expressão gráfica era retomada, bem como a motivação, o interesse, a importância da escrita na interação social dos indivíduos.

Também a forma, a clareza do traçado, as trocas grafêmicas por dificuldades auditivas e visuais eram enfocadas com sugestões e atividades visando sua prevenção. O "erro" no aprendizado, a evolução do processo, o *entender* de como a criança induz regras eram discutidos a partir de relatos, apresentação de exemplos e trocas de experiências.

Avaliação

Esses temas vêm sendo sistematicamente reformulados pelos fonoaudiólogos, e as estratégias, constantemente modificadas e adaptadas aos grupos participantes e suas necessidades específicas. Sendo assim, descrevemos as linhas gerais e básicas desenvolvidas.

Esse tipo de trabalho exigiu constante atualização por parte do fonoaudiólogo e conhecimento da filosofia e linha pedagógica adotadas.

Os professores procuravam o curso interessados em ajudar seus alunos, em entender um pouco mais o que estava acontecendo com a voz, a fala e a comunicação das crianças, o que é patológico e que — portanto — precisa de um encaminhamento e o que está de acordo com a faixa etária atendida. Buscavam saber, dentro de seus limites, o que fazer para que as dificuldades não se agravassem. O fonoaudiólogo tentava mostrar também a eles como poderiam prevenir essas dificuldades.

As avaliações registraram que o curso atendeu às expectativas da maioria dos participantes, sendo considerado produtivo, com muitas solicitações de continuidade. Ressaltaram a metodologia utilizada como facilitadora da participação de todos permitindo a discussão de problemas específicos.

Houve a preocupação de não tornar o curso teórico, com mera transmissão de conhecimentos e subsídios fonoaudiológicos, mas sim, de propiciar momentos de reflexão com a participação de todos, com professores e fonoaudiólogos trocando experiências, crescendo como educadores, buscando entender melhor a prática pedagógica, facilitar o aprendizado do educando e favorecer a relação escola-professor-aluno.

Palestras

Atendendo a convites para participar de eventos promovidos por outros órgãos da Secretaria Municipal de Educação, fonoaudiólogos elaboraram e proferiram palestras sobre o processo de comunicação, sua verdadeira dimensão, seus problemas e meios para equacioná-los, tentar resolvê-los e minorá-los, além de preveni-los. Sendo assim, descreveremos alguns desses trabalhos:

Tema: A comunicação transmitindo traços de vida, de personalidade, além do conteúdo da mensagem.

1º momento: Observação da apresentação de um texto com personagens representando os seguintes tipos: calmo e envolvente, nervoso e aflito, inseguro e afoito, aproveitador e malandro. Essas características poderiam ser detectadas pelas diferenças na comunicação quanto à articulação, à fluência, aos ritmos, à voz, aos gestos, à expressão corporal e facial, além do conteúdo verbal da mensagem.

2º momento: Reflexão sobre o quanto nossa percepção e sensações se encontram adormecidas. Sem momentos para introspecção, vivemos entrincheirados atrás de carapaças, restringindo nossa sensibilidade receptiva, quase que desativando nossos cinco sentidos, num mecanismo de defesa contra todas as agressões que o meio ambiente nos impõe.

3º momento: O despertar das sensações com vivência de atividades de tônus muscular e exercícios respiratórios, propiciando a conscientização das distintas partes do corpo e do grau de tensão muscular, o descanso, o desatar interno, o estado de receptividade.

4º momento: Representação e expressão das sensações despertadas utilizando materiais variados que, ao serem manuseados, estimulavam o tato, o olfato, o paladar, a audição e a visão.

5º momento: Conclusão final ressaltando que à medida que meus canais sensoriais estejam abertos eu vejo, ouço, sinto, observo, comparo, generalizo, questiono, abstraio, seqüencializo, analiso, sintetizo, memorizo, elaboro e desenvolvo a *linguagem*, e quanto maior for minha interação com o meio, mais rica e elaborada ela será.

Segue, em anexo, apostila distribuída aos participantes e comentada ao final da palestra (Apêndice I).

Tema: A estimulação do desenvolvimento do pensamento divergente e a expressão rica e criativa da linguagem.

1º momento: Atividade de sensibilização: cada participante recebia uma cartela com nome escrito e deveria prendê-la ao corpo de forma diferente, mas visível. Ao som da música "Imaginação" todos deveriam agrupar-se por associação de idéias de acordo com as cartelas sorteadas. A letra da música, cujo refrão dizia "a imaginação fica dentro da cabeça, com ela a gente faz o que bem quer", aliada ao clima de descontração e expectativa, preparava a participação dos professores para os momentos seguintes.

2º momento: Vivência em grupo de atividades de compreensão e expressão da linguagem, com apresentação de problemas diversos, adequados a várias faixas etárias, que requeriam respostas simples e imediatas ou outras mais elaboradas e complexas.

3º momento: Reflexão sobre os seguintes aspectos:

— O ser humano e seu potencial de poder pensar, elaborar, criar e expressar.

Toda uma reflexão face a problemas e realidades, propondo soluções e respostas que fogem do convencional, moldando o novo dentro de uma lógica.

— A importância do ambiente, da relação professor-aluno, da proposta de atividades que estimulem o experimentar, o pensar, o descobrir, o atuar, crítica e criativamente.

— A linguagem como uma das manifestações da criatividade, permitindo lidar com o presente, passado e futuro, com o sistemático e novo, com o concreto e abstrato, dentro de uma economia, precisão, maleabilidade e eficácia incomuns, traduzindo todos os pensamentos, mesmo os mais imprevisíveis.

Orientações fonoaudiológicas atendendo necessidades específicas das Unidades Escolares.

Nos dias em que permaneciam nas Unidades Escolares e nos quais, portanto, não estavam designados para cursos ou palestras, os fonoaudiólogos desenvolviam as seguintes atividades:

— Observação de alunos em momentos diversos, para conhecimento da realidade escolar, a pedido do professor, nos casos com suspeita de problemas de comunicação.

— Orientações de professores e da equipe técnica da escola (coordenador pedagógico, diretor, psicólogo escolar) abordando assuntos variados referentes às observações feitas, necessidades, dúvidas e problemas apresentados.

— Orientações dos familiares de alunos que apresentavam dificuldades de comunicação.

— Encaminhamento para exames e tratamentos fonoaudiológicos.

Dessas atuações surgiram algumas bastante específicas e que merecem um destaque especial, sendo descritas a seguir:

1 — Trabalho com grupo de adolescentes de treze a dezesseis anos inscritos no Torneio Cultural e Esportivo do Município — TOR-CEM, para apresentar um jogral com o texto *Os estatutos do homem*, de Thiago de Mello.

A coordenadora pedagógica e a diretora da E. M. Tenente José Maria Pinto Duarte solicitaram à fonoaudióloga Maria Ignez Vallim Fix que colaborasse no preparo do grupo.

Na observação do primeiro ensaio todos apresentavam postura rígida, pouca projeção vocal, falha na coordenação pneumofônica e diziam o texto automaticamente, sem expressão, nem colorido na voz.

Durante cinco sessões de duas horas cada, foram propostos exercícios de relaxamento, respiração, ressonância, articulação, ritmo e modulação vocal. Também foi feito um estudo do texto — em nível de significado — das palavras-chave e entendimento da mensagem que o autor queria passar.

Após os ensaios, o grupo estava confiante, solto, dominando o texto, enfatizando palavras, projetando e modulando a voz, além de transmitir sentimentos na leitura do discurso.

Foi um trabalho extremamente gratificante, uma grande experiência, demonstrando quão diversificada pode ser a atuação do fonoaudiólogo numa escola.

2 — Experiência realizada em Escola de Educação Infantil.

A fonoaudióloga Rosana Raposo Malheiros desenvolveu no ano letivo de 1988 um trabalho de Orientação Fonoaudiológica na Escola Municipal de Educação Infantil Santos Dumont (EMEI).

A EMEI está situada na rua Diana nº 250, no bairro de Vila Pompéia, dando atendimento a crianças da faixa etária de quatro a seis anos, caracterizando-se por 1º, 2º e 3º estágios, perfazendo um total de vinte e duas classes. O número de alunos matriculados atingiu 470 no ano de 1988, sendo que na verdade se dava um atendimento a 709 crianças, pois parte delas permanecia na EMEI no turno integral.

O corpo administrativo e técnico da escola é constituído por uma diretora, uma coordenadora pedagógica, uma auxiliar de Direção, dois funcionários de secretaria, vinte e duas professoras, serventes (incluindo pessoal de limpeza, cozinha), um guarda diurno e um noturno.

O espaço físico da escola é dividido da seguinte maneira: oito salas de aula, uma sala para Diretoria, uma sala dos Professores, uma secretaria, uma cozinha, um pátio interno (localizado entre as salas de aula e a cozinha), um campo para atividades livres.

A população atendida é caracterizada por alunos filhos de empregadas domésticas, mães que não trabalham fora, publicitários, vendedores, bancários, professores, manicures etc.

No início do trabalho, através de conversas com a Equipe Técnica da Escola, procuramos conhecer a filosofia educacional, "cuja ação pedagógica é baseada numa concepção de ser humano, mediante a qual a criança aprenderá a fazer frente a todos os problemas da vida, se lhe for dada a oportunidade de construir ativamente seu conhecimento, a partir de reflexões sobre ações. As ações são propiciadas por uma interação em que as trocas se assentam numa reciprocidade afetiva e intelectual, ou seja, num contexto onde se estimula a descoberta espontânea e se exclui qualquer tentativa de imposição de idéias ou julgamentos dos adultos".

Procuramos também levantar que assuntos seria interessante abordar durante as reuniões de orientação aos professores. Assim demos início à orientação sendo utilizada a hora de atividade do professor. Foram abordados temas como Desenvolvimento da Linguagem e Percepção Auditiva, procurando-se fundamentar a observação do processo de desenvolvimento infantil.

À medida que conhecíamos a escola e sua rotina diária, observamos que nela o nível de ruído era grande. As crianças falavam alto e ao mesmo tempo, o que obrigava o professor a falar mais alto; algumas salas de aula eram separadas por divisórias; não havia cortinas ou algo que pudesse atenuar o som vindo do pátio; as janelas eram grandes e baixas deixando que o barulho das crianças que passavam no corredor interferisse nas salas de aula.

Levamos estas observações aos professores e muitas questões foram levantadas. Que prejuízo teria esta criança em termos de comunicação em um ambiente em que muitas vezes nem era ouvida? Havia chances para todas se comunicarem?

E em termos de voz? Com a continuidade desta intensidade poderia haver prejuízos vocais e, talvez, até do ponto de vista auditivo?

38

E a inteligibilidade da fala, será que ela não estaria prejudicada? Isto sem deixarmos ainda de lado o aspecto da voz do professor, pois, como se sabe, cada vez é maior o número de professores com alterações vocais.

Dando início a esta conscientização, foi colocado em discussão um texto que esclarecia algumas destas situações. Surgiu assim a proposição de que se realizasse uma semana de atividades que levaria os alunos a descobrirem e perceberem as diversas intensidades sonoras. A criança perceberia a riqueza da tonalidade da voz em si própria e no outro; cuidados em relação a ela e atenção a sua mensagem.

A esta semana deu-se o nome de "Fale Sempre, Sempre Baixinho". Cada professor procuraria criar, com sua sala, um símbolo para a Semana, desenvolver-se-iam atividades livres de desenho, colagens e brincadeiras diversas, nas quais se utilizaria a música, a fala e o canto. Introduziram-se ainda atividades com o objetivo de adequação do tônus corporal dos alunos. Para tanto, realizamos com os professores a vivência destas atividades, para posterior aplicação.

Após a realização da Semana observamos uma maior conscientização dos cuidados em relação à voz, tanto em nível do professor quanto do aluno; uma preocupação com situações prejudiciais ao grupo (como atividades de muito ruído em uma sala, por exemplo, prejudicando a sala ao lado); diminuição de ruído nos corredores. Mesmo em situações mais livres, no pátio, o professor através de gestos ou palmas procurava chamar a atenção das crianças, quando a intensidade do som aumentava; um aumento de atividades com música, canto e expressão corporal.

Os professores avaliaram a realização desta Semana como produtiva, e que este trabalho deveria ser realizado desde o início do ano letivo, devendo constar no planejamento, e que somente a continuidade deste mostrará as transformações nos demais aspectos levantados.

Observamos também que as orientações realizadas facilitaram um crescimento das relações pessoais, com experiências sendo trocadas. Nos Relatórios de Avaliação realizados pelos professores em relação à Semana "Fale Sempre, Sempre Baixinho", um grupo de professores relatou que "somente após um longo e lento processo de condicionamento as crianças estariam conscientizadas da importância da voz e do ouvido; e que este curto espaço de tempo foi positivo, pois sentiram que as crianças são capazes de se autodisciplinarem, se as condicionarmos a isso".

Um outro grupo relatou: "Iniciamos um trabalho com os alunos no sentido de despertar uma postura adequada no ato de falar.

Houve assim a proposta de vivenciarmos uma Semana especial que atingisse esse objetivo. A campanha teve êxito, na medida em que cada professora entendeu sua importância e passou a executá-la. Cartazes, atitudes, conversas enfim, as atividades desenvolvidas incentivaram nossos educandos a entender a importância da comunicação, mas que essa venha em tom moderado, respeitando sempre o interlocutor".

Pode-se dizer, analisando estes relatos, que apesar das diferentes formas com que cada professor conduziu seu trabalho, todos chegaram a um objetivo comum. Pode-se observar no primeiro relato a importância dada ao condicionamento na aprendizagem. No segundo relato observa-se a introjeção da linguagem dos temas desenvolvidos nas orientações.

Cito aqui alguns exemplos de atividades desenvolvidas: Conversas sobre o assunto. Atividades para distinção de sons altos e baixos (lenço atrás-quente/frio, músicas). Atividades para distinção de ritmos diferentes (audição de discos e realização de movimentos de acordo com o ritmo da música). Relaxamento — Mímica — Atividades de cochicho (telefone sem fio). Atividades gráficas (desenho sobre o tema, pesquisa em revistas, recorte e colagem de objetos que produzem ruídos). Atividades auditivas coordenadas ao visual (cores). Em anexo alguns trabalhos feitos por crianças ilustrando a semana (Apêndices II, III e IV).

B — Programa de Saúde Vocal do Professor

O papel do professor enquanto educador é o de orientar o educando no processo de desenvolvimento cognitivo e na aquisição de conhecimentos de sua própria cultura.

O conteúdo de trabalho do professor é o conhecimento, a informação. Seus recursos são o saber da dinâmica do desenvolver desse processo interativo de informação e o fazer refletido. Para tanto, ele dispõe de um importante instrumento de trabalho: a fala e, antes, a voz, carregada de informações pela sua vibração, intensidade, completando, facilitando, auxiliando ou dificultando, anulando, prejudicando a interpretação da mensagem passada ao aluno.

Sendo a voz tão importante na ação pedagógica e tão desgastada no uso constante, abusivo e muitas vezes inadequado, constatou-se o quanto este instrumento de trabalho do professor vem se apresentando alterado, com prejuízos para ele mesmo, também para o aluno e todo o processo educacional. Muitas substituições de professores durante o ano letivo por licenças médicas quebram a relação professor-aluno, refletindo-se no rendimento escolar.

Um trabalho profilático fez-se urgente e necessário e mais uma vez a Fonoaudiologia veio oferecer sua contribuição, propondo uma ação preventiva primária, abrangente, objetivando tornar o professor agente de sua própria saúde vocal.

Foram desenvolvidas atividades em dois níveis:

1. Nível mais abrangente, primário e educativo.

Encontros de Orientação sobre Higiene e Saúde Vocal — Grupos de até 200 professores, no seu horário de trabalho, recebiam de fonoaudiólogos algumas orientações sobre anatomia e funcionamento do aparelho fonador, a importância da voz na transmissão da mensagem falada, alterações vocais, posturas e hábitos que criam impedimentos na sua produção.

Foram feitos alguns exercícios de experimentação de si, do seu potencial vocal e percepção da relação postura — respiração — articulação — ressonância e voz.

Receberam também orientações de procedimentos gerais de adequação do uso da voz e problemas existentes de ordem ambiental (ruídos, poeira, fumaça) e de ordem individual (hábitos de postura, influência de agentes tipo fumo, álcool, gelados).

Sempre ao término de cada encontro os fonoaudiólogos eram parabenizados pelos participantes, que sentiam o quanto essa iniciativa pretendia atingir um problema que tanto os afligia, entendiam a importância de se conhecer melhor, do porquê das rouquidões, afonias e outros sinais de alerta que o aparelho fonador emite.

Era gratificante, para o fonoaudiólogo, sentir o quanto os professores careciam dessas informações e como permaneciam receptivos e atentos durante o desenvolver das atividades.

Segue (Apêndice V) apostila distribuída durante o Encontro, com algumas das informações e orientações importantes na preservação da saúde vocal.

2. Nível mais específico, menos abrangente e de conscientização.

— Treinamento de Impostação Vocal

Pequenos grupos de até vinte professores participaram, uma vez por semana, durante três horas, de cursos desenvolvidos de forma descentralizada nas regiões do Município de São Paulo.

O objetivo do curso era levar o professor a se perceber melhor, corrigir posturas inadequadas ao uso da voz, criar gradativamente a noção de esquema corporal vocal e coordenar a respiração com a emissão articulada. Um processo de conscientização e aprimoramento da voz.

Para tanto foram propostas vivências de técnicas vocais com exercícios de relaxamento, respiração, articulação, ressonância, projeção e modulação vocal.

Mesmo havendo um enfoque preventivo dessa enfermidade ocupacional, a disfonia funcional, que tanto atinge os professores, em alguns grupos foram observados participantes com sintomas de alterações vocais. Foram encaminhados para exame otorrinolaringológico e orientados quanto à conduta a seguir.

Avaliação

Todas as atividades propostas foram bem aceitas. Houve participação ativa da maioria dos professores e um interesse muito grande por tudo que era dado.

Com o decorrer das aulas podia-se observar mudanças nos professores: muitos descobriam que podiam vocalizar sem esforço. Estavam atentos quanto à postura, respiração, articulação, projeção vocal, executando os exercícios num clima descontraído e amistoso, mesmo quando o local não oferecia condições ideais para se desenvolver o treinamento (claridade excessiva, chão duro e frio para deitar, ruídos externos, salas pequenas etc.).

Ao término do curso os professores recebiam um certificado de conclusão e uma apostila contendo uma pequena amostra de todos os exercícios realizados (Apêndice VI).

Finalmente

Esses relatos de experiências pretendem mostrar quão ampla, diversificada, abrangente e específica pode ser a atuação de um fonoaudiólogo, que se percebe como educador e busca adaptar seus conhecimentos de programas profiláticos a uma complexa realidade de ensino.

Um campo de trabalho novo para a Fonoaudiologia que, atuando indiretamente com a criança, procura transformar — ainda que em pequenas doses — o ambiente onde ela passa a maior parte do seu dia.

Foram experiências que firmaram a importância da Fonoaudiologia nessa área. A escola, professores, pais e equipes técnicas reconheceram o trabalho e solicitam continuidade.

A ampliação do quadro de fonoaudiólogos atuando nessa área é uma necessidade que vai se tornando cada vez mais imperiosa à medida que um trabalho sério, eficaz e planejado apresenta resultados tão positivos.

APÊNDICE I

Sugestões de atividades de tônus muscular a serem aplicadas pelo professor em sala de aula, contribuindo para uma adequação da comunicação oral de seus alunos*

Introdução

O mundo das crianças é extremamente ruidoso, caracterizado por gritos, emissões fortes, com muita tensão na região do pescoço, chegando a produzir, muitas vezes, uma irritação nas cordas vocais. Seja acompanhando práticas esportivas, seja imitando com a voz o ruído de carros, caminhões, aviões, ou ainda falando de forma a dominar os ruídos ambientais, com expressões emitidas de forma abrupta e com forte sonoridade, o abuso vocal é freqüente entre as nossas crianças e a rouquidão, o sintoma mais comum.

A família e a escola, muitas vezes, se preocupam muito mais com o desenvolvimento da linguagem, a inteligibilidade da fala, a fluência, esquecendo de observar a voz da criança. Não há dúvida de que a utilização inadequada da voz pode agravar a rouquidão, produzindo sérias alterações nas formas vocais, e estes problemas estão se tornando cada vez mais freqüentes entre os jovens.

Os professores se queixam dos barulhos, das conversas nas salas de aula atrapalhando os trabalhos escolares, gritam para conter os alunos que, por sua vez, falam mais alto ainda e, neste ambiente agitado, todos se prejudicam. Professores e alunos, comunicando-se com muita tensão na musculatura cervical, laríngea e de todo o corpo, tornam-se candidatos às disfonias.

---

* Texto distribuído e discutido durante desenvolvimento da palestra "A comunicação transmitindo traços de vida, de personalidade, além do conteúdo da mensagem".

A prática sistemática de atividades de tônus muscular, junto com exercícios respiratórios, pode ser um dos meios para prevenirmos as alterações vocais. Com a conscientização das distintas partes do seu corpo, dos graus de tensão muscular, do controle do seu próprio corpo, relaxando os músculos, facilitando os atos da respiração e fonação, a comunicação será mais efetiva, sem um desgaste maior de energia e sem um comprometimento dos órgãos do aparelho fonador. A descontração e tranqüilidade reinantes na sala de aula contribuirão muito, também, para a facilitação do aprendizado escolar.

Algumas orientações para a aplicação das atividades propostas

O professor precisa relaxar-se antes de trabalhar com as crianças a fim de transmitir uma atmosfera de tranqüilidade e paz, vivenciando as estratégias propostas antes de sua aplicação.

O ambiente deve ser tranqüilo, sem muito ruído.

A voz do professor deve ser calma, numa velocidade e intensidade adequadas, numa linguagem simples e clara.

O professor poderá utilizar o termo "ficar duro" para situação de tensão e "ficar mole" para situação de soltura.

As sugestões de atividades de tônus muscular incluem inicialmente exercícios mais estáticos e globais e outros com movimentos mais livres e segmentares. Cabe ao professor dosar a quantidade e a freqüência dos exercícios, de acordo com a necessidade, utilizando o seu bom senso. Sugerimos que a aplicação das atividades mais estáticas e prolongadas não seja programada junto com as de movimentos corporais mais livres.

O professor deve estar ciente de que os movimentos sugeridos devem ser realizados lentamente, propiciando a observação do tônus corporal e a respiração.

Sempre, ao término das ordens dadas, o professor sugere às crianças uma progressiva readaptação aos movimentos com alongamento, espreguiçando e bocejando.

Concluído o exercício, os alunos são levados a expressar suas sensações através da fala, desenho ou escrita.

O importante é que a prática destes exercícios ocorra em um clima afetivo adequado, propiciando um relacionamento mais harmonioso e maior integração entre os alunos e também o professor.

Existem muitas técnicas de relaxamento; apresentaremos, porém, apenas alguns exercícios que possibilitem trabalhar com grupo de alunos visando despertar a consciência de esquema corporal vocal.

Lembre-se: ao encontrar alguma dificuldade na aplicação dos exercícios, procure orientação de um especialista.

Descrição das atividades

1 — O professor pedirá aos alunos que deitem em decúbito dorsal, isto é, de costas, com os braços estendidos ao longo do corpo e as palmas das mãos viradas para baixo.

Pedirá aos alunos que fechem os olhos, se conseguirem, e que prestem atenção em como está seu corpo em contato com o solo. Paulatinamente ele irá nomeando cada parte: cabeça, braços, mãos, tórax, abdômen, pernas, pés, dando um intervalo entre cada parte nomeada.

A seguir, para ajudar a concentração em cada parte do corpo, o professor poderá utilizar-se das seguintes ordens, dando um intervalo regular de tempo entre elas:

— Feche as mãos com força e solte-as sentindo as mãos e os braços moles. Observe se as demais partes do corpo também estão moles.

— Aperte os pés, sinta como estão duros, solte-os, percebendo os pés separados, as pernas repousando e todo o corpo relaxado.

— Feche os olhos, aperte-os e em seguida solte-os.

— Aperte os lábios, cerrando-os; veja como estão duros. Agora solte-os e observe como ficam moles.

— Estique seus braços e solte-os; observe a diferença.

— Inspire, enchendo o peito, segure o ar e solte-o.

No final, o professor pede aos alunos que lentamente mexam os dedos, as mãos, os braços, as pernas, os pés, inspirem e soltem o ar, mexam a cabeça e abram os olhos lentamente.

Posteriormente o aluno poderá sentar e espreguiçar-se.

Ainda, o professor pode, no final, pedir a cada aluno que expresse o que sentiu.

O relaxamento pode ser feito variando a posição do corpo para sentado.

É importante que num primeiro momento seja feito na posição de decúbito dorsal (deitado), para maior conscientização do corpo.

2 — O relaxamento poderá ser feito também com a utilização de um fundo musical suave, quando o professor pedirá aos alunos que sintam a música.

De tempo em tempo, o professor irá dirigindo o relaxamento com a voz suave, sempre controlando o intervalo de silêncio e fala.

Primeiramente pedirá às crianças que mexam os pezinhos, acompanhando a música; posteriormente as pernas, esticando-as, dobrando-as, girando-as; o mesmo procedimento para braços, mãos e cabeça.

O professor também poderá despertar a atenção para a respiração, pedindo às crianças que inspirem e expirem, produzindo o som *ah!* na expiração.

Ao término da música, as crianças deverão parar os movimentos e ficar ainda deitadas por algum tempo. Lentamente, deverão ir abrindo os olhos, "acordando", levantando e se espreguiçando.

3 — Outros exercícios com maior movimentação corporal:

— Andar como um robô, com todas as articulações rijas e depois como um boneco de pano, todo mole.

— Balançar os braços lentamente para frente e para trás, combinando com flexões de joelhos.

— Sacudir as mãos lentamente, como se fossem gotas de água.

— Dobrar o corpo para a frente, deixando a cabeça e os braços pendurados. Balançar o corpo vagarosamente para os lados.

— Imitar pássaros, balões, penas, árvores balançando, com movimentos lentos e o corpo todo solto.

— Com o corpo flexionado para a frente, deixar os braços caídos dos lados e em seguida balançá-los para a frente e para trás batendo de leve nos joelhos. Combinar com flexões de joelhos.

— Catar laranjas: o professor pede aos alunos que fiquem em pé, pernas separadas, levantem os braços acima da cabeça fazendo movimentos como se estivessem catando laranjas. Em seguida, flexionarão o corpo para frente, soltando os braços entre as pernas, balançando-os como pêndulos.

— Sentado ou em pé, virar a cabeça lentamente para a direita e voltar à posição central. Virar para a esquerda e voltar à posição central (cinco vezes). Em seguida, forçar o queixo em direção ao peito e voltar lentamente à posição central, observando a soltura. Deixar a cabeça cair para trás e voltar lentamente à posição central, observando a soltura (cinco vezes). Continuando, deixar a cabeça cair lentamente para a direita sobre o ombro e voltar à posição central. Idem para o lado esquerdo. Terminando, girar a cabeça no sentido horário lentamente, tentando realizar um círculo. Fazer o mesmo no sentido anti-horário.

— Sentado ou em pé, elevar os ombros em direção à cabeça, sem tensionar os braços, soltando em seguida.

— Girar os ombros para frente com os braços soltos ao longo do corpo, procurando realizar movimentos bem amplos, sem movimentar o tronco. Girar os ombros para trás e depois soltá-los e sentir o peso dos braços.

— Pedir às crianças que deitem e fiquem à vontade; inspirando e expirando lentamente. Depois devem inspirar e ao mesmo tempo encolher as pernas, apertando-as com os braços junto à barriga. Posteriormente, devem expirar e — com a respiração fluindo normalmente — girar o corpo de um lado e do outro, como se fosse uma bola. No final devem soltar as pernas, pés, braços, mãos e todo o corpo.

— Em pé, abrir os braços em cruz, curvar o tronco dando um impulso aos braços, deixando-os balançar como um pêndulo até perderem a força. Voltar lentamente o tronco para cima. A seguir, levantar um braço de cada vez, esticando-o como se fosse apanhar um inseto voando acima de sua cabeça; deixar cair com o seu próprio peso. Ao terminar os exercícios, respirar calma e profundamente. Evocar imagens que inspirem tranqüilidade.

— Em pé ou sentado, colocar as mãos sobre os ombros e tentar juntar os cotovelos, sem modificar a posição da coluna. Realizar cinco vezes. Depois colocar as mãos sobre os ombros, unir cotovelos à frente do corpo e, em seguida, executar movimentos circulares amplos, partindo desse ponto, atingindo as laterais e retornando à frente (cinco vezes).

— Pedir às crianças que se agrupem em duplas, sentando frente a frente. Posteriormente elas devem ajoelhar-se e sentar sobre os pezinhos com os joelhos quase se tocando, colocando as mãos nos ombros do coleguinha. Em seguida devem começar a balançar como se fossem um barquinho, movimentando o corpo para frente e para trás. No final devem inspirar, expirar e soltar o corpo.

— O professor pede às crianças que ajoelhem e sentem sobre os pés. Inspirem profundamente, segurando o ar, e soltem assoprando suavemente. A seguir, as mãos atrás do pescoço abaixando o corpo e deixando o cotovelo entre as coxas, com a cabeça abaixada, permanecendo assim por algum tempo. Em seguida devem esticar vagarosamente os braços, erguendo o corpo lentamente, inspirando e expirando até voltar à posição inicial.

— O professor pode utilizar-se de histórias, poesias ou situações imaginárias que ajudem a criança a se soltar e relaxar. Como exemplo, imaginar que é um pássaro e que está voando; que estão passeando em uma montanha onde existem muitas flores, sentindo o aroma e tocando nelas; imaginar que estão brincando numa nuvem; ouvindo uma chuva; brincando com as gotas d'água. As sugestões deverão estar de acordo com a idade e o interesse das crianças.

— O professor leva à classe instrumentos musicais tais como: tambor, agogô, sininho (cuja sonoridade seja agradável), ou instrumentos feitos com sucatas tais como: caixinhas com tampinhas, pauzinhos, garrafinhas com água, tampinhas de metal, amassadas ou não, presas em madeira, e deixa que as crianças toquem livremente, a partir do que estão sentindo. O professor deve estimular que cada um entoe a cantiga do que estão tocando, inicialmente com força e rapidez, passando a um ritmo mais lento com batidas cada vez mais fracas.

— As crianças em pé, com os braços esticados e abertos, imaginam que são bonecos. Começam quebrando as articulações dos pulsos e as mãos caem, a seguir a quebra se dá nos cotovelos e os antebraços caem; caem os braços, tomba a cabeça; o corpo flete para a frente, quebrando na cintura; as pernas se dobram com a dobra do joelho. Permanecer algum tempo assim e depois lentamente o boneco vai se erguendo até ficar em pé.

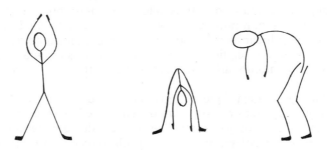

— As crianças são estimuladas a imitar movimentos de um lenhador com o machado. Com as pernas separadas, os pés firmemente apoiados, esticar levantando ao máximo os braços acima da cabeça. Cair para a frente, dobrando o corpo na cintura com todo o seu peso, como se estivesse movimentando um machado imaginário. (Repetir.)

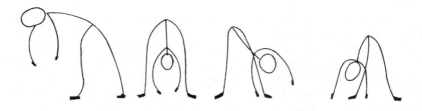

— As crianças são estimuladas a imitar uma árvore. Deixar seus braços balançando, tornando-os tão pesados quanto possível, soltando o corpo, com a cabeça inclinada e os joelhos dobrados. Deixar agora cair como uma árvore cortada, sem medo da queda.
— Imitar uma folha. Num só pé, e sem sair do lugar, dar pulinhos, saltitando. Não deixar o corpo rígido: estender a outra perna para trás e jogar o resto do corpo para a frente, todo solto, bem leve, balançando a cada pulo.
— As crianças, em pé, inspiram lentamente abrindo e elevando os braços. A seguir, soltam os braços emitindo um suave *Ah!* Variando a forma de elevar os braços, sempre inspirando, abaixá-los emitindo as outras vogais (*Oh!, Eh!, Ih!, Uh!*), sempre de forma suave com a soltura dos braços.
— As crianças de pé, em círculo, batem palmas no alto da cabeça, contando até dez, sem gritar, com a voz normal. A seguir, soltam os braços e respiram fundo. Agora, de cócoras, elas batem palmas com os braços esticados à frente do corpo, contando até dez. Voltar lentamente para a posição de pé. Com os braços bem soltos, movimentá-los para cima e para baixo, como se fossem asas, contando bem devagar até dez.

Referências Bibliográficas

FREIRE, R. M. e PICCOLOTTO, L. *Técnicas de Impostação e Comunicação Oral.* São Paulo, Edições Loyola, 1977.

MINISTÉRIO DE EDUCAÇÃO E CULTURA. Proposta Curricular para Deficientes Auditivos. Brasília, 1979.

SANDOR, P. e outros. *Técnicas de Relaxamento.* São Paulo, Vetor Editora, 1982.

SECRETARIA MUNICIPAL DE EDUCAÇÃO — Seção de Fonoaudiologia e Secretaria de Higiene e Saúde — Setor de Fonoaudiologia. Projeto Saúde Vocal do Professor. São Paulo, 1985.

APÊNDICE II

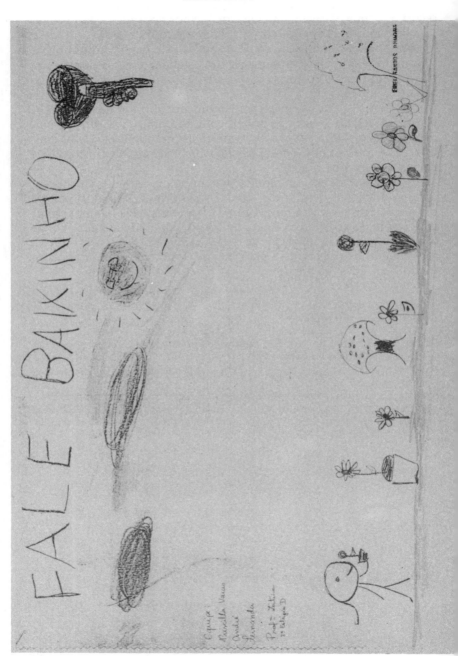

Material elaborado pelas crianças durante a semana "Fale sempre, sempre baixinho".

APÊNDICE III

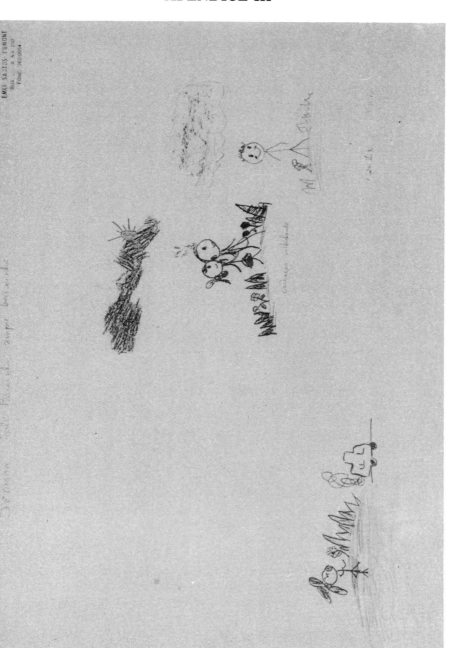

APÊNDICE IV

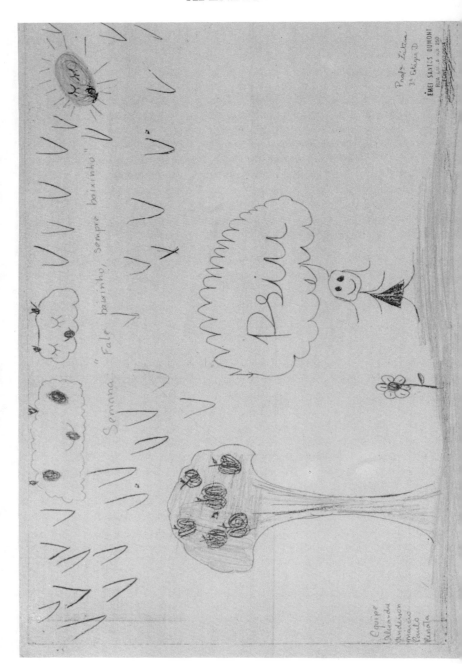

APÊNDICE V

A voz — como preservá-la?

Introdução

Professor, neste Encontro de Orientação sobre Saúde Vocal, com a parte expositiva e a vivência dos exercícios propostos, você conheceu melhor o seu corpo, percebeu como é importante sua voz e como é delicado o mecanismo laríngeo onde ela é inicialmente produzida.

Para que possa preservá-la no seu dia-a-dia, durante suas atividades didáticas, é importante deixar de cometer abusos e tomar certos cuidados.

Sendo assim, daremos informações sobre alguns hábitos que podem agravar ou, mesmo, desencadear uma alteração na sua produção vocal.

---

* Texto distribuído durante "Encontros de Orientação sobre Higiene e Saúde Vocal"

O fumo, bebida e os gelados

O ato de fumar pode causar danos à laringe, pois a fumaça leva à congestão da mucosa e à hipersecreção de muco, com diminuição da função ciliar. A fumaça atua como fator irritante, aumentando o atrito entre as cordas vocais.

Mesmo que você não fume, mas freqüente ambientes fechados com fumantes, poderá ter sua voz prejudicada pela fumaça que fica no ar.

As bebidas alcoólicas, especialmente os licores, diminuem a oxigenação ao nível das cordas vocais, pois formam uma película aderente em toda a mucosa faringolaríngea.

Para certas pessoas, as variações bruscas de temperatura ao nível faringolaríngeo são bastante prejudiciais, levando a processos inflamatórios reativos, resposta tipo alérgica, com inchaço das cordas vocais. Isto pode ocorrer quando tais indivíduos tomam bebidas geladas ou entram em contato com ambientes frios (ar condicionado).

Pastilhas e colutórios

O uso de pastilhas e *sprays* ou colutórios, que tenham efeito anestésico, é geralmente contra-indicado, pois esse efeito pode mascarar a dor nas cordas vocais e a pessoa que já está com problemas continua abusando do esforço vocal, por perda da sensibilidade ao nível das cordas vocais.

O ato de pigarrear

O pigarro é um hábito automático que passa despercebido para quem o possui e que constitui um fator de forte atrito nas cordas vocais, sob pressão.

O muco, ao passar pela região faringolaríngea, pode levar o indivíduo a pigarrear ou tossir. Procure beber alguns goles de água ao sentir necessidade de pigarrear ou tossir. Isso evitará problemas, pois o ato de deglutir também ajuda a relaxar a laringe.

Poupar a voz em ambientes ruidosos

Ao falarmos em ambiente ruidoso podemos entrar em uma competição vocal. O ruído intenso leva o indivíduo a aumentar inconscientemente a intensidade da voz, sobrecarregando o aparelho fonador pelo aumento de tensão nas cordas vocais. Sendo assim, tentar superar as vozes dos seus alunos com a sua voz só vai lhe trazer problemas.

A poeira e o pó de giz

Qualquer corpo estranho entre as cordas vocais, por menor que seja, pode causar problemas.

A poeira em suspensão e o pó de giz, ao serem aspirados, vão se depositar também nas cordas vocais e irritá-las, aumentando o atrito entre as mesmas. O professor que fala próximo ao quadro-negro, que apaga sem usar um pano úmido, poderá ter sua voz seriamente prejudicada.

A postura e a produção vocal

Postura rígida, com ombros elevados e tensão de pescoço, pode prejudicar a produção vocal.

Falar muito, mesmo em voz baixa, com a cabeça inclinada, tensiona a musculatura de um dos lados do pescoço, provocando um desequilíbrio no aparelho fonador.

Falar apoiando o queixo com as mãos ou apoiando o pé na parede, apesar de parecerem posturas relaxantes, são inadequadas, pois além de não oferecerem firmeza ao diafragma, diminuem o apoio abdominal na produção vocal, além de prejudicarem a projeção da voz.

Aprendendo a respirar para viver e falar

Geralmente não damos a devida importância à respiração e nem percebemos como ela se processa. Esquecemos que ela é essencial para o fornecimento de energia ao nosso organismo, oxigenando o sangue, além de ser básica para a emissão de sons.

Quando a respiração é predominantemente superior, com elevação do peito, movimentação de ombros, clavículas, produz-se uma maior tensão na musculatura próxima à laringe, além de levar a uma menor capacidade respiratória, o que implica um desgaste maior de energia. Você, então, vai precisar respirar mais vezes para falar tudo que quiser.

A respiração mais adequada faz-se com a expansão torácica sem esforço, desde a base dos pulmões, com movimento de costelas e o ceder controlado do abdômen, que na expiração se contrai à medida que as costelas também abaixam.

Os exercícios respiratórios devem ser feitos por pouco tempo, mas diariamente. Deitado, coloque um livro logo acima da cintura e observe. Quando você inspira, deve elevar o livro com a movimentação do abdômem e, ao expirar, o livro deve descer.

Finalmente

Professor, cuide de sua saúde geral pois todo seu corpo participa da produção vocal. Segundo Pedro Bloch: "A voz pode desmentir a palavra. Raramente a voz mente". Ela traduz suas emoções, algumas características de sua personalidade e até seu estado físico. Você, que necessita da voz como instrumento de trabalho, deve preservá-la, buscando orientação médica ou fonoaudiológica sempre que ela se apresentar defeituosa, antes que os problemas se agravem.

Referências Bibliográficas

FERREIRA L. P. (org). *Trabalhando a voz*. São Paulo, Summus Editorial, 1988.

MELLO, E. P. de S. *Educação da voz falada*. Rio de Janeiro, Atheneu, 1984.

BLOCH, P. *Voz e fala da criança*. Rio de Janeiro, Editorial Nórdica Ltda., 1981.

PICCOLOTTO, L. e SOARES, R. M. F. *Técnicas de Impostação e Comunicação Oral*. São Paulo, Edições Loyola, 1977.

PREFEITURA MUNICIPAL DE SÃO PAULO. Departamento de Saúde Escolar — Seção de Fonoaudiologia — DSE 35. Projeto Saúde Vocal do Professor. Fevereiro/1985 — SME/DSE.

_____. Avaliação das Atividades desenvolvidas no Projeto Saúde Vocal do Professor. Janeiro/1986 — SME/DSE.

APÊNDICE VI

Programa saúde vocal do professor — treinamento de impostação vocal. Algumas orientações e seleção de exercícios utilizados durante treinamento de impostação vocal.

Prezado Professor,

Você já terminou o seu treinamento de Impostação Vocal e agora oferecemos este roteiro com algumas sugestões de exercícios, uma pequena amostra de tudo que você vivenciou durante o curso.

Lembre-se da importância de fazê-los sempre e não somente quando você se sente rouco.

A prática diária é um compromisso que você assume conosco visando prevenir os sintomas das disfonias e, principalmente, facilitando o seu trabalho diário em classe.

Lembre-se: é importante preparar-se para entrar em classe, da mesma forma que o ator se prepara para entrar no palco.

É necessário que você, professor, possua uma postura relaxada de todo o corpo (global), mas principalmente que a região de ombros e pescoço, pelo fato de tensionar cordas vocais, encontre-se sempre relaxada.

Para isto torna-se muito importante que você execute exercícios de relaxamento, tais como "espreguiçar", "alongar todo o corpo"

57

e simultaneamente pratique diariamente os exercícios de relaxamento específico (ombros e pescoço) que se seguem.

Relaxamento específico

Ombros e pescoço

1 — Ombros relaxados, lentamente vá com a cabeça para frente como se fosse encostar o queixo no peito. Lentamente retorne à posição normal.

2 — Com os ombros relaxados, lentamente vire a cabeça para a direita o máximo que puder, em seguida vá lentamente com a cabeça para a esquerda o máximo que puder.

3 — Com os ombros relaxados, leve lentamente a cabeça para a direita como se fosse encostar a orelha no ombro, em seguida faça o mesmo movimento para a esquerda.

4 — Faça rotação completa da cabeça, com os ombros relaxados, no sentido horário e no sentido anti-horário.

5 — Eleve os ombros em direção à cabeça sem tensionar os braços, e em seguida solte-os completamente.

6 — Faça rotação bem ampla dos ombros, primeiro em sentido horário e em seguida em sentido anti-horário.

7 — Coloque as mãos sobre os ombros e execute o movimento de afastar e unir os cotovelos, sem modificar a posição da coluna.

8 — Coloque as mãos sobre os ombros, una os cotovelos à frente do corpo e, em seguida, execute movimentos circulares amplos, partindo desse ponto, atingindo as laterais e retornando à frente.

9 — Em pé, com as mãos unidas nas costas, puxe-as para cima soltando a cabeça para trás (quebra-nozes).

10 — Em pé, com os braços para cima, faça o movimento de máximo alongamento dos braços como se estivesse catando laranjas em uma árvore alta, cuidando para não tensionar ombros nem modificar a posição da coluna, durante a execução deste movimento.

Obs.: Execute todos estes exercícios, associando-os a:

a — Sopro — na expiração sopre lentamente

b — Com a emissão na expiração de fffffffffffff ....

c — Com a emissão na expiração de sssssssssssss ....

d — Com a emissão na expiração de xxxxxxxxxxxxx ....

e — Com a emissão na expiração de Brrrrum ....

f — Com a emissão na expiração de Tř ....

g — Com a emisssão de a-ã-a-ã ....

h — Com a emissão de ẽ-e-ẽ-ẽ ....

i — Com a emissão de i-ĩ-i-ĩ ....
j — Com a emissão de o-õ-o-õ ....
k — Com a emissão de u-ũ-u-ũ ....
l — Agora, com os lábios fechados, faça com a língua movimento circular, sendo oito vezes no sentido horário e oito vezes no sentido anti-horário.
m — Colocar a língua para fora rapidamente e entrar devagar, sem tocar nos dentes.
n — Colocar a língua para fora lentamente e entrar rapidamente, sem tocar nos dentes.
o — Emitir o som "m" contínuo mexendo a boca (lábios fechados) como se estivesse mastigando.
p — Emitir o "m" contínuo seguido de a
q —   ,,   ,,   ,,   ,,   ã
r —   ,,   ,,   ,,   ,,   é
s —   ,,   ,,   ,,   ,,   ê
t —   ,,   ,,   ,,   ,,   ẽ
u —   ,,   ,,   ,,   ,,   i
v —   ,,   ,,   ,,   ,,   ĩ
w —   ,,   ,,   ,,   ,,   ó
x —   ,,   ,,   ,,   ,,   ô
y —   ,,   ,,   ,,   ,,   õ
z —   ,,   ,,   ,,   ,,   u

Obs.: Nos exercícios de *p* a *z* articular bem os lábios, principalmente nas vogais.
Emitir modulando conforme a escala dos sons
ã, ẽ, ĩ, õ, ũ   exemplo: ã

                                                         ã   ã

Finalmente

Professor, procure cuidar de sua saúde geral, pois seu corpo participa da produção vocal.

Você, que necessita da voz como instrumento de trabalho, deve saber preservá-la, buscando orientação médica ou fonoaudiológica sempre que ela se apresentar defeituosa, antes que os problemas se agravem.

Referências Bibliográficas

BLOCH, P. *Voz e Fala da Criança*. Rio de Janeiro, Editorial Nórdica, 1981.
Apostila "A voz — como preservá-la". PMSP, Departamento de Saúde Escolar, Seção de Fonaudiologia, São Paulo, 1987.

FERREIRA, L. P. (org.) *Trabalhando a Voz*. São Paulo, Summus Editorial, 1988.
PICCOLOTTO, L. e SOARES, R. M. F. *Técnicas de Impostação e Comunicação Oral*. São Paulo, Edições Loyola, 1977.
SOUZA MELLO, E. *Educação da voz falada*. Rio de Janeiro, Edições Gernasa, 1972.
SANCHEZ, I. *Reeducación de Problemas de la voz*. Madri, Editorial C.E.P.E.

Atuaram, durante 1988 nos Programas de Orientação Fonoaudiólogica a Educadores e Saúde Vocal do Professor, sob a orientação de Maria Áurea Furck e Ana Maria Marcondes Pinto, as seguintes fonoaudiólogas:
Adriana Fialho Pourrat, Andréa Salvoni C. de Campos, Branca Vaidergorn, Daisy Aparecida O. Camargo Moura, Eliana Stella Pires, Ilma Mascarenhas de Azevedo, Luciana Badra Jabur, Luiza T. de Carvalho, Maria Cristina Bonnafé, Maria Ignez Vallim Fix, Maria Isabel Sanches, Maria Priscila S. A. Boarato, Marcia Nascimento Flora, Maricy T. de Almeida Matos, Marisa Reicher, Rosana Raposo Malheiros, Sandra Ligia Zapellini, Silvia Helena Rezende Trindade
Estagiárias, alunas de 4º Ano de Fonoaudilogia PUCSP.
Ana Maria B. Aranha, Fernanda de Marchi, Maria Thereza V. de Mendonça, Claudia de Melo Franco, Elisa Alvarenga de Oliveira, Cintia C. Aranha Wilmers, Eloisa A. Elias, Monica de Sales Ferro.
Médico otorrinolaringologista, Paulo Zavarezzi.

FONOAUDIOLOGIA ESCOLAR:
UM CAMPO DE TRABALHO EM DESENVOLVIMENTO

Lígia Maria Vannucci Coimbra,
Maria Célia M. Frascino Luque,
Suzana Azevedo Fonseca Machado

Fonoaudiologia é uma ciência de conhecimento que procura pesquisar e, dentro do possível, atuar nas dificuldades que ocorrem em nível de comunicação, linguagem oral e/ou gráfica, voz e audiologia.

O campo de atuação do fonoaudiólogo é bastante vasto, podendo abranger: clínicas, instituições, hospitais, indústrias, escolas e artes cênicas (cinema, teatro e TV).

Neste artigo, procuraremos contar nossa experiência na área da Fonoaudiologia Escolar que entendemos como:

"Um serviço de assessoria escolar que se destina a todas as pessoas a ela ligadas (ver Quadro I), visando sempre atingir objetivos de caráter preventivo, em relação ao desenvolvimento da comunicação oral e gráfica, assim como outros aspectos que estejam relacionados (voz, audição, percepção auditiva, respiração, O.F.A, arcadas etc.)."

O fonoaudiólogo tem a possibilidade de oferecer propostas diferenciadas de trabalho. Citaremos algumas delas:

QUADRO I

Organograma de uma Escola

DIREÇÃO

O.E.	P.E.	F.E.	O.P.
Orientação	Psicologia	Fonoaudiologia	Orientação
Educacional	Escolar	Escolar	Pedagógica

PAIS ALUNOS PROFESSORES

I) Junto ao Setor de Orientação Educacional

A — palestras aos pais e professores;
B — triagem de comunicação oral e/ou gráfica/observação dos alunos em sala de aula;
C — atendimento e orientação aos pais ou encaminhamentos.

II) Junto ao Setor de Orientação Pedagógica

A — treinamento e orientação para professores;
B — participação na realização dos planejamentos;
C — participação na escolha e elaboração do material didático;
D — orientação nas atividades de linguagem oral e gráfica;
E — participação na elaboração de apostilas para orientação dos professores.

Discorreremos, agora, sobre os itens mencionados acima:

IA) Palestra aos pais e professores

No decorrer da nossa vida profissional, sentimos através de experiências vivenciadas o quão importante é, no nosso trabalho, falarmos a respeito da Fonoaudiologia, procurando divulgá-la, e a melhor forma que encontramos foi através das palestras.

Dependendo do interesse e necessidade da escola, pode-se direcionar a palestra a um tema preestabelecido, ou discorrer sobre a Fonoaudiologia como um todo.

Fica também a critério da direção diferenciar, ou não, o público, como:

Palestra específica para pais.

Palestra específica para professores.
Palestra conjunta.
A seguir, relacionaremos alguns itens que podem vir a constar de uma palestra. São eles:
A) Definição de Fonoaudiologia:
— detalhar os campos de atuação do fonoaudiólogo
— diferenciar fonoaudiologia escolar de clínica.
B) Aquisição de Linguagem:
C) Gagueira
D) Sistema Sensório-motor Oral ou Órgãos Fonoarticulatórios
E) Retardo de Fala e Linguagem
F) Distúrbios de Fala e Linguagem
G) Voz (crianças e adultos)
   (impostação para professores)
H) Bilingüismo
I) Dificuldades no aprendizado da leitura e escrita.

Gostaríamos de colocar que os itens relacionados acima são apenas uma sugestão, e não algo fechado e pronto, pois a Fonoaudiologia Escolar é um campo novo e em desenvolvimento. Não podemos esquecer de um outro fator que é a realidade de cada escola e de cada região.

IB) Triagem

A triagem *Comunicação Oral* é um teste de varredura (*screening*) que pode ser aplicado individualmente ou através de observações em sala de aula a fim de detectar possíveis dificuldades ou alterações que possam de alguma maneira dificultar o processo de aprendizagem.

Deve-se também observar outros aspectos que são pertinentes ao desenvolvimento: voz, respiração, arcadas etc.

A triagem da *Comunicação Gráfica* é feita através de testes específicos e observações feitas em sala de aula com análise do material de cada criança.

Devemos levar em conta o método/forma de alfabetização utilizado em cada escola, lembrando sempre que a alfabetização não é algo estanque, mas sim um momento dentro do processo de aprendizagem.

IC) Análise/Orientações e Encaminhamentos

Após as triagens (Comunicação Oral e/ou Gráfica) e conseqüente levantamento de dados de cada criança e do grupo-classe, fazemos uma listagem das crianças que apresentaram dificuldades ou alterações relativas a cada testagem.

Previamente, deverá ser feita uma análise para sabermos se a dificuldade é específica de determinada criança ou se abrange uma porcentagem significativa perante a classe.

Caso o segundo item prevaleça, é necessário repassá-lo junto à Orientação Pedagógica visando uma análise pormenorizada do planejamento.

As orientações e/ou encaminhamentos aos pais deverão ser feitos individualmente.

Um aspecto que não deverá ser esquecido, mas sim necessariamente frisado num encaminhamento e/ou orientação, é a diferença de uma *testagem* e de uma *avaliação*. Isto porque muitos pais, nesse momento, nos questionam, chegando algumas vezes a nos pressionar visando obter dados maiores e mais precisos, que somente uma avaliação pode fornecer.

Fonoaudiologia e Orientação Pedagógica

A atuação do fonoaudiólogo junto ao setor de Orientação é, na verdade, um assessoramento junto à equipe de direção e aos professores visando perceber e acompanhar os momentos de descobertas e aquisições de cada criança e do grupo em que ela está inserida.

É nesse momento que o fonoaudiólogo entra com sua formação eclética e com técnica adequada a todo esse processo de aquisição e desenvolvimento.

Para a execução dessas propostas, no que diz respeito à remuneração, o fonoaudiólogo poderá ser contratado ou atuar como autônomo.

IIA — Contratado

Faz parte do quadro de funcionários da escola, tendo todos os direitos e obrigações, como os outros empregados.

IIB — Autônomo (prestação de serviço)

Não existe vínculo empregatício com a escola. O fonoaudiólogo não tem qualquer direito no que diz respeito a Fundo de Garantia, férias remuneradas, previdência (seguridade) social, licença gestante, gratificação, 13.º salário etc...

Conclusão: Fonoaudiologia Escolar — um campo de trabalho em desenvolvimento

Quando fomos convidados para escrever este artigo, pensamos muito na validade de passar para o papel nossa experiência como "Fonoaudióloga Escolar", por acharmos grande a responsabilidade de transmitir o quanto acreditamos nesta área.

Nesses anos de atuação, descobrimos que a Fonoaudiologia Escolar não está restrita somente a triagens, orientações e encaminhamentos, mas a uma participação ativa dentro da educação.

Sabemos que é válido, produtivo e compensador trabalhar numa escola. Por isso, nossa participação na escola é uma realidade que deve ser conquistada, mostrando assim a necessidade desse profissional junto ao corpo docente.

DISCUTINDO A FONOAUDIOLOGIA NA ESCOLA

Márcia Gomes Mota Lagrotta,
Maria Cristina Cordeiro,
Maria Teresa Pereira Cavalheiro

I — Introdução

Durante muitos anos a Fonoaudiologia, considerada uma ciência paramédica, teve seus cursos de graduação formando profissionais para atuar numa linha essencialmente terapêutica. Entretanto, em meados da década de 1970, alguns (pouquíssimos) profissionais já começavam a se preocupar com a área educacional e iniciaram trabalhos em algumas instituições.

Com a lei que regulamentou a profissão (Lei n? 6965 de 09/12/81, em seu artigo 1?, parágrafo único) ficou bem clara a abrangência do campo de atuação do fonoaudiólogo: "Fonoaudiólogo é o profissional com graduação plena em Fonoaudiologia, que atua em pesquisa, *prevenção*, avaliação e terapia fonoaudiológica na área da Comunicação oral e escrita, voz e audição, bem como em aperfeiçoamento dos padrões de fala e voz".

É possível, portanto, a partir deste conceito, dividir a Fonoaudiologia em três grandes áreas:
1 — Terapêutica
2 — Preventiva
3 — Estética

A fonoaudiologia educacional, que ora nos interessa, se identifica prioritariamente com a área preventiva, juntamente com os trabalhos em saúde pública, audiologia industrial e outros.

Neste capítulo, pretende-se discutir a prática que se tem desenvolvido numa instituição educacional*, onde funciona um Setor de Fonoaudiologia desde 1978. Para facilitar o entendimento da discussão, segue um pequeno histórico deste trabalho, realizado nestes últimos dez anos.

II — Histórico

Em maio de 1978, por solicitação da equipe técnica** da escola, foi criado o Setor de Fonoaudiologia, com a contratação de uma fonoaudióloga para atuar com uma carga horária de dezesseis horas semanais. Nessa época, foi desenvolvido um trabalho de conscientização do papel do fonoaudiólogo, principalmente na escola, juntamente com a equipe ténica e com os docentes. Iniciou-se também o atendimento a alunos e pais.

De dezembro/1979 a julho/1980, ficaram interrompidas as atividades do setor, havendo substituição da fonoaudióloga responsável. No reinício dos trabalhos foi possível um serviço de apoio à equipe técnica, incluindo avaliação de alunos encaminhados pelos professores.

Nessa ocasião, esperava-se que o setor atendesse todas as classes, do pré-primário à 8.ª série.

Em fevereiro de 1981, ainda com a *mesma carga horária*, definiu-se uma proposta cujos objetivos seriam, essencialmente, a detecção, a prevenção e a minimização de problemas de Comunicação Oral e/ou Gráfica. Estes objetivos foram bem caracterizados num artigo publicado em agosto de 1981, no jornal da ABF (Associação Brasileira de Fonoaudiologia, hoje APFa), escrito pela fonoaudióloga Maria Cristina M. Gabbai. Naquele ano, foi possível delimitar o grupo de alunos para atendimento e o plano foi desenvolvido com prioridade para as classes do pré-primário à 3.ª série do 1.º Grau.

Com a possibilidade de se estruturar um trabalho efetivamente preventivo, foram desenvolvidos a partir daquele ano os seguintes objetivos específicos:

1. Triagem de alunos (do pré à 3.ª série): foi realizada pelos professores, com orientação e supervisão da fonoaudióloga. Enfatizava a comunicação oral e/ou gráfica, dependendo do grau de escolaridade.

2. Avaliação de alunos: era realizada pelo setor, para os alunos selecionados a partir dos dados da triagem.

---

* Este trabalho tem sido desenvolvido na "Escola de 1.º Grau Embaixador Assis Chateaubriand", pertencente à Fundação Bradesco.

** A equipe técnica é composta por orientadores educacionais e pedagógicos e psicólogos.

3. Observação em classe dos alunos avaliados para obtenção de dados complementares.

4. Contato com professores individualmente ou em grupo a fim de dar retorno sobre alunos avaliados e atendidos, obter dados complementares sobre estas crianças, sugerir estratégias que favorecessem melhores condições para desenvolvimento da Comunicação oral e/ou Gráfica, dar palestras com conteúdos compatíveis às necessidades de cada grupo.

5. Contato com pais (individualmente ou em grupos) com o objetivo de: encaminhar alunos a outros profissionais (otorrinolaringologistas, dentistas, ortodontistas, neurologistas, fonoaudiólogos clínicos etc.); obter dados sobre o aluno, através de uma anamnese reduzida; dar informações sobre o problema da criança e orientar quanto a atitudes e atividades que pudessem ser desenvolvidas em casa. As palestras para pais se dividiam por grau de escolaridade dos alunos, sempre procurando um enfoque preventivo que pudesse, inclusive, atingir outros membros da família.

6. Atendimento de alunos em pequenos grupos (chamados *grupos de reforço*) — para eliminar *dificuldades assistemáticas* que ocorriam tanto na Comunicação Oral quanto Gráfica. É importante salientar que todas as crianças que realmente apresentavam alterações sistemáticas foram encaminhadas para terapia fonoaudiológica clínica, fora da escola.

7. Trabalho em classe — com o objetivo de desenvolver algumas estratégias, juntamente com o professor da classe, fornecendo modelos que poderiam ser um ponto de partida para o desenvolvimento de um trabalho efetivo. Basicamente, eram atividades realizadas com os órgãos fonoarticulatórios, linguagem e audibilização, adequadas ao grau de escolaridade.

8. Contato com profissionais aos quais os alunos foram encaminhados para acompanhamento do tratamento.

9. Trabalho com equipe técnica: através de estudos de casos, participação em conselhos de classe e reuniões de caráter administrativo e pedagógico.

Em 1982, uma vez que o setor já havia conseguido a conscientização da importância do trabalho por parte da Instituição, foi possível a contratação de mais uma fonoaudióloga, com carga horária de vinte horas semanais. Conseguiu-se também a sua atuação no planejamento escolar, desde a pré-escola até a 4.ª série, sendo sugeridos objetivos e estratégias relacionadas à área de linguagem.

Em 1983, os objetivos continuaram os mesmos. Contudo, começou-se a sentir dificuldades no fechamento dos casos encaminhados para a fonoaudiologia clínica, devido a problemas financeiros dos pais das crianças encaminhadas.

A partir de 1984, em função de a triagem estar sendo realizada já há três anos, somente as classes de Pré I (faixa etária de cinco anos) foram triadas completamente. Nas classes de Pré II (faixa etária de seis anos), 1.ª, 2.ª e 3.ª séries, somente foram avaliados os alunos novos e aqueles encaminhados pelos professores, além do acompanhamento a todas as crianças que apresentavam dificuldades evidenciadas em triagens anteriores. Quanto aos alunos indicados pelos professores, percebeu-se que a maioria deles freqüentava a 1.ª série*. A queixa mais comum era a de que no final do 1.º semestre do ano letivo começavam a apresentar dificuldades na escrita, independente da existência de alterações na comunicação oral. Após a avaliação, foi possível perceber que grande parte destas crianças mostrava as dificuldades esperadas dentro do processo de alfabetização. Outras apresentavam substituição dos grafemas representativos dos fonemas surdos e sonoros. A partir desses dados, os professores, principalmente os das classes com maiores dificuldades, foram orientados no sentido de agrupar esses alunos para desenvolverem atividades adicionais.

Uma grande evolução, ainda nesse ano de 1984, foi a locação de um audiômetro, para a realização de um *"screening* audiométrico"*. Isto possibilitou a ampliação dos objetivos preventivos, abrangendo então a audição. Este trabalho realizou-se em junho de 1984 e os resultados foram bastante significativos (de 368 alunos triados, 13,96% apresentaram alterações na testagem).

No final desse mesmo ano, após elaboração do relatório, levantaram-se algumas reivindicações e propostas para 1985:

1) solicitação do aumento de carga horária para o setor (que então contava com trinta e seis horas semanais);

2) criação de espaço físico mais apropriado para atendimento a pais e alunos;

3) aquisição de um audiômetro para o setor, possibilitando um melhor trabalho preventivo nessa área;

4) trabalho preventivo integrado com o setor de odontologia;

5) convênio com fonoaudiólogos clínicos para efetivar os encaminhamentos feitos.

Em 1985, de modo geral, foram seguidos os mesmos objetivos dos anos anteriores, inclusive a realização de *"screening* audiométrico"* com os alunos da 1.ª série (ainda com o audiômetro locado).

Foi possível, a partir de 1986, perceber que a escola passou a entender que o papel do Setor de Fonoaudiologia não se limitava ao diagnóstico de casos individuais. Mais do que isso, ficou clara a atuação em todo o processo de escolarização dos alunos e iniciou-se uma

---

* Nesta escola inicia-se o processo de alfabetização pelo método silábico.

ação preventiva com os professores, principalmente em relação à voz.

Uma vez que, nesse ano, conseguiu-se definir o papel da Fonoaudiologia Educacional de forma mais abrangente, foi possível alcançar maiores campos de atuação, priorizando o atendimento das classes de Pré e 1ª série, como:

1) o trabalho em classe deixou de ser desenvolvido pela fonoaudióloga, uma vez que o conteúdo do mesmo já estava sendo desenvolvido pelos professores sistematicamente;

2) em função do grande número de alunos do Pré II com dificuldades na emissão dos grupos consonantais, iniciou-se uma orientação em grupo com os pais, e esta atividade passou a ser desenvolvida nos anos seguintes;

3) o *"screening* audiométrico" foi realizado juntamente com uma campanha de prevenção de problemas auditivos, contando com auxílio de material elaborado pelo setor de recursos audiovisuais (RAV).

A realização de todas estas atividades foi facilitada com mais aumento de carga horária, que passou de trinta e seis para quarenta e seis horas semanais.

Uma das dificuldades encontradas pelo setor, já citada anteriormente, foi a impossibilidade do encaminhamento de muitos casos, que não chegaram a ter acesso ao atendimento clínico, por falta de condições financeiras. Finalmente, em 1987, após várias solicitações visando a resolução deste problema, a instituição admitiu uma fonoaudióloga clínica com carga horária de quarenta horas semanais para o atendimento desses casos específicos. Além disso, o Setor adquiriu um audiômetro que possibilitou um trabalho preventivo em relação à audição, abrangendo também as outras séries e os alunos que freqüentavam aulas de natação na escola.

Assim, pelo que foi exposto acima, é possível perceber que o Setor foi atingindo, gradativamente, os objetivos a que se propunha.

III — Procedimentos

Os procedimentos desenvolvidos até o final de 1988, que serão descritos a seguir, foram estruturados pelo Setor de Fonoaudiologia, de acordo com a realidade desta instituição em questão. *Não se pretende com isso apresentá-los como modelo* de atuação fonoaudiológica em escola, portanto, não serão descritas as estratégias utilizadas na realização do trabalho.

O trabalho que vem sendo desenvolvido dividiu-se da seguinte forma:

a) com alunos
b) com professores
c) com pais
d) com equipe técnica

- Em relação aos ALUNOS
  - triagem do Pré I;
  - avaliação individual;
  - grupos de reforço tanto em nível da comunicação oral quanto gráfica;
  - *"screening* audiométrico", realizado principalmente com alunos de 1ª série e outros encaminhados pelos professores.

- Em relação aos PROFESSORES
  - orientação quanto ao conteúdo e estratégias a serem desenvolvidas nas áreas da comunicação oral e gráfica;
  - acompanhamento dos alunos com dificuldades em encontros individuais, através de trocas de dados entre o professor e a fonoaudióloga;
  - palestras para grupos de professores, em que são discutidos temas específicos da área e outros solicitados pelo grupo;
  - trabalho de voz com professores:
    a) primeiramente realizamos uma palestra para aproximadamente cem professores, onde foram apresentados uma pequena parte teórica e um treinamento com vivência corporal, respiração e exercícios de coordenação pneumo-fono-articulatória;
    b) grupos de voz — tinham o objetivo de levar o professor a conhecer melhor o funcionamento do aparelho fonador e como utilizá-lo melhor, através de exercícios práticos. Pretendeu-se também sensibilizá-los para os vários aspectos envolvidos nas diferentes situações de comunicação.

- Em relação aos PAIS
  - encaminhamentos feitos a partir da avaliação para profissionais como: fonoaudiólogo clínico, médico otorrinolaringologista, ortodentista etc.;
  - orientações no que se refere a dificuldades da comunicação oral e gráfica que pudessem ser desenvolvidas por eles em casa;
  - palestras abordando temas que são do interesse dos pais como: o que é fonoaudiologia, aquisição e desenvolvimento da linguagem, alimentação e sua relação com a fala, a respiração e a fala, estimulação de linguagem etc.

- Em relação à EQUIPE TÉCNICA
  - participação em planejamentos e nas reuniões semanais;
  - discussão de casos de alunos com dificuldades de aprendizagem junto aos outros profissionais da equipe;
  - grupos de estudo, através de leitura de textos e troca de experiências em educação, com o objetivo de refletir o processo educacional desta escola.
  - (*Obs.:* este trabalho teve início no 2º semestre de 1988).

Concluindo, esperamos ter compartilhado o caminho que vimos percorrendo na Fonoaudiologia Educacional, com o objetivo de contribuir para uma reflexão sobre nosso papel nesta área de atuação da Fonoaudiologia.

IV — Discussões

A atuação fonoaudiológica em instituições educacionais tem sido bastante questionada. A partir do trabalho que desenvolvemos, conseguimos perceber que nossas atividades *na escola* podem ser relacionadas basicamente a duas áreas: saúde e educação. Sabendo que a formação do fonoaudiólogo está basicamente fundamentada na área da saúde e refletindo sobre o trabalho que realizamos, constatamos que o caminho percorrido foi prioritariamente ligado a essa área. Pensando em saúde como equilíbrio entre aspectos biopsíquicos e sociais, acreditamos que conseguimos efetivar uma atuação preventiva, como por exemplo: diagnóstico precoce dos distúrbios da comunicação (tanto orais quanto gráficos), *screening* audiométrico, orientação a pais e professores, prevenção de problemas de voz etc. No que se refere "à educação", embora tenhamos atuado no planejamento do currículo escolar e participado de discussões de casos individualmente com alguns profissionais da equipe, sentimos que faltou um trabalho mais integrado no sentido de não segmentar o aluno, além de um espaço para refletir e questionar a prática educativa desta escola. Acreditamos que um dos maiores obstáculos para efetivamente realizar um trabalho preventivo e de conscientização da importância (da qualidade) da comunicação nas relações humanas, é a própria estrutura da instituição, que se fortalece muitas vezes com o uso inadequado do poder, não possibilitando que se concretizem comportamentos e atitudes comunicativas de uma forma espontânea, própria e criativa.

Fizemos esforços para romper esta barreira, mas pouco conseguimos. Queremos, com isso, mostrar que qualquer trabalho que se pretenda desenvolver em nível institucional requer persistência e, principalmente, clareza dos objetivos que se quer atingir.

Refletindo essa prática, surgiram várias questões que gostaríamos de estar partilhando neste momento, que seriam;

— Qual seria o papel do fonoaudiólogo em instituições educacionais?

— Estaremos realmente cumprindo um papel de ver o indivíduo como um todo?

— Cabe à Fonoaudiologia uma atuação na formação do professor?

FONOAUDIOLOGIA ESCOLAR: RELATO DE EXPERIÊNCIA

Mariangela Lopes Bitar

O início de minha atuação na Fonoaudiologia Escolar se deu quando cursava o segundo ano de Fonoaudiologia da Escola Paulista de Medicina em 1972. A motivação surgiu durante as aulas de didática, ministradas pela Profa. Isabel Franchi Cappelletti que propôs estágio junto ao Serviço de Fonoaudiologia do Grupo Experimental da Lapa. Por outro lado, a consolidação do interesse decorreu da rica vivência oferecida por Nilza Collaço, que me supervisionou durante os dois anos em que lá estagiei, assim como me apoiou quando comecei o trabalho em escola.

O primeiro convite para implantação do Serviço de Fonoaudiologia Escolar em uma instituição da rede particular de ensino veio em 1974. O segundo convite veio em 1975 e o terceiro, em 1979. É interessante destacar que as três propostas foram fundamentadas pelos argumentos dos psicólogos que compunham a equipe multidisciplinar de cada uma das escolas, que consideravam vital a implementação de um programa na área de linguagem. Nas três instituições respondi pelos Serviços durante muitos anos (nove anos e meio na primeira — A, nove anos na segunda — B e oito na terceira — C)*, tempo bastante para acompanhar o crescimento e reavaliar meus objetivos, sempre que necessário.

---

* A: Escola religiosa de grande porte, clientela de nível sócio-econômico-cultural médio.
B: Escola de pequeno porte, clientela de nível sócio-econômico-cultural médio.
C: Escola religiosa de grande porte, clientela de nível sócio-econômico-cultural médio.

Na primeira escola restringi o início de minha atuação à realização do diagnóstico institucional, que consistiu de triagem dos alunos, tabulação e análise dos dados, estudo do conteúdo programático desenvolvido na área de Comunicação e Expressão e levantamento das necessidades de aprimoramento na área, segundo o ponto de vista da equipe técnica. Obtive assim os elementos necessários para traçar um plano de ação junto à pré-escola e às primeiras quatro séries do primeiro grau, que coloquei em prática no ano seguinte. Nas outras duas escolas, os passos da implantação foram consecutivos à fase diagnóstica, ou até mesmo concomitantes, quando possível e necessário.

O trabalho propriamente dito

Passarei, a seguir, a relatar o trabalho desenvolvido nas escolas de uma forma genérica, não considerando as peculiaridades próprias de cada contexto que, sem dúvida alguma, exigiriam um tratamento particular e individual, de acordo com a linha filosófica seguida, o nível sócio-econômico da clientela e a composição da equipe multidisciplinar (orientador pedagógico, orientador educacional, psicólogo).

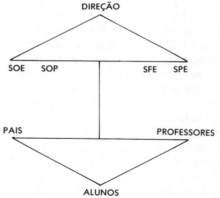

Independentemente da instituição, as propostas de trabalho foram sempre norteadas pelos objetivos que eu atribuía ao fonoaudiólogo escolar e que consistiam em: orientar os professores em relação ao desenvolvimento da linguagem oral e escrita, bem como em relação ao programa de comunicação e expressão desenvolvido, detectar alunos com dificuldades de linguagem e orientar quanto ao seguimento necessário; dar aos pais orientações concernentes ao desenvolvimento de linguagem e sobre como auxiliar a criança frente a eventuais dificuldades. Estes objetivos, sintetizados, eram expressos como tendo um caráter essencialmente preventivo, segundo o enfoque fonoaudiológico, objetivos que hoje eu poderia classificar como um trabalho voltado para a promoção de desenvolvimento de linguagem, sua proteção específica, detecção precoce de distúrbios de comunicação e formação de agentes multiplicadores.

A atuação, como se pode depreender, voltava-se para os elementos básicos da escola: pais, professores e alunos. Embora o alvo fossem estes últimos, a ação direta com os mesmos era restrita, sendo mais relevada a interação com o professor, seguida pela interação com os pais.

No que se refere à criança, o contato direto ocorria durante situações de observação, triagem e grupo de estimulação.

A observação do aluno era realizada individualmente e/ou no grupo-classe, de acordo com a finalidade previamente definida e baseada em dados levantados pelo próprio Serviço por meio das triagens, ou pelo professor. Neste último caso, era utilizado um relatório contendo a queixa e os dados primordiais a respeito da criança; além disso, também forneciam subsídios as conversas periódicas que ocorriam com cada professor, visando acompanhar o desenvolvimento dos componentes do grupo.

A triagem, independente da faixa etária, era aplicada no início de cada ano em todas as crianças. Na pré-escola e na 1.ª série do primeiro grau utilizava-se a prova de nomeação de um número reduzido de figuras, cujos resultados tabulados forneciam o perfil individual e do grupo em relação ao estágio de desenvolvimento da articulação. Também se procedia à observação (e não avaliação) das estruturas orais, voz, respiração e fluência. Com base nestes dados orientava-se o professor da classe quanto ao treino articulatório realizado. E também — somados os aspectos observados — conforme descrito anteriormente, procedia-se à orientação de pais e professores de crianças com dificuldades de linguagem e ao encaminhamento para especialistas quando necessário.

Da segunda à quarta série, a triagem compreendia um ditado (de palavras, texto ou de expressões), redação e com o decorrer do tempo foi incorporada também uma prova de compreensão em leitura. Os ditados, após serem corrigidos, eram tabulados e evidenciavam o perfil individual e da classe quanto ao desenvolvimento da ortografia. A análise destes e dos demais dados obtidos nas diferentes provas subsidiava o trabalho de orientação do programa de comunicação e expressão de cada classe. Ainda, os dados levantados associados aos relatos do professor e à observação direta permitiam um recorte individual, garantindo a efetivação de orientações e/ou encaminhamentos.

Quanto à aplicação, as triagens sofreram ao longo dos anos mudanças significativas, conseqüência de um amadurecimento do trabalho realizado conjuntamente por professores e fonoaudióloga. No início, a prova oral de todas as crianças era por mim realizada; em um segundo momento houve o apoio de alunos estagiários provindos de Cursos de Fonoaudiologia (EPM, PUC, USP); e, finalmente, o próprio professor passou a avaliar seus alunos. Quanto às provas de linguagem escrita, o grau de participação também foi aumentando paulatinamente. Primeiro, o professor aplicava as provas em sua classe com base no instrumento enviado; posteriormente o material era remetido ao Serviço de Fonoaudiologia Escolar para correção e tabulação dos dados; com os elementos à disposição, cada professor era então convidado a participar de uma discussão para passagem dos dados coletados. Num momento intermediário, além de aplicar, o professor também passou a corrigir as provas, ficando somente a tabulação e a análise dos dados ao encargo do Serviço. No último estágio, o professor efetuava sozinho a aplicação, a correção e a tabulação, sendo ele quem levava os resultados analisados ao Serviço.

Como pode ser observado, nas duas situações de triagem o professor assumiu, após um período de aprendizado, o papel de avaliador e de detector dos distúrbios mais freqüentes na população. Sem dúvida alguma, o ganho para todas as partes envolvidas neste trabalho foi inestimável. E assim o foi, acima de tudo, porque as etapas foram percorridas com muita dificuldade e vagar. À medida que os objetivos eram compreendidos, iam ocorrendo as modificações: o professor se tornava um observador mais atento, particularizando ou sintetizando sua avaliação de acordo com as indicações do contexto; o fonoaudiólogo deixava de ser aquele que detinha os conhecimentos específicos para a realização da atividade, e o aluno passava a ser visto como um todo, como um ser que se comunicava e não apenas como alguém que realizava tarefas isoladas.

Concluindo o relato das situações em que ocorria contato direto com as crianças, comentarei os grupos de estimulação (ou "grupos de reforço", como foram denominados por longo tempo).

Já foi referido que a partir do conjunto de dados obtidos das triagens, das observações e dos relatos do professor, os encaminhamentos para especialistas eram sugeridos aos pais dos alunos com distúrbios de linguagem. Por outro lado, inúmeras vezes, estes dados coletados não configuravam alterações importantes que justificassem um encaminhamento, mas sim apontavam para a necessidade de uma atenção especial a um determinado aspecto. Nestes casos, pais e professores eram orientados para trabalharem com a criança, no sentido de auxiliá-la no processo de desenvolvimento. Além desta medida, em duas situações bem definidas, alunos com dificuldades semelhantes eram agrupados e estimulados pelas estagiárias do Serviço uma vez por semana, durante um momento previamente combinado com o professor, em que pudessem se ausentar da sala de aula. Na pré-escola os grupos objetivavam facilitar a sistematização dos fonemas instáveis e, no primeiro grau, favorecer a associação fonema-grafema dos pares mínimos.

Durante muitos anos tal prática foi empregada com a confirmação de que a maioria dos participantes do grupo beneficiava-se com ela. Contudo, em várias ocasiões observei que o aluno só era atendido no grupo de estimulação, não recebendo a atenção devida quer em classe, quer em casa. Observei, ainda, que muitas crianças dispensadas dos grupos por não mais apresentarem dificuldade retornavam em séries subseqüentes com queixa semelhante. Estes dois pontos levantados suscitaram muita reflexão, até que optei pela extinção desta atividade, pois não só me sentia conivente com uma falsa divisão de responsabilidades, mas também questionava a maneira pontual e restrita pela qual as dificuldades detectadas eram abordadas. O fortalecimento do papel do professor na estimulação da criança passou a ser objeto de maior atenção, embora fossem consideradas as diferenças entre os docentes.

No que tangia ao trabalho junto aos pais, palestras e reuniões eram promovidas no sentido de abordar temas de interesse que favorecessem uma melhor compreensão da criança quanto ao seu processo de aquisição e desenvolvimento da linguagem oral e escrita, quanto aos possíveis distúrbios de linguagem detectáveis na faixa pré-escolar e escolar e, ainda, esclarecer sobre as atividades do programa de comunicação e expressão (inclusive alfabetização) desenvolvidas na escola e quais os objetivos visados.

Complementando, ocorria atendimento individual dos pais de alunos que necessitavam de orientações ou de encaminhamento para profissional especializado (fonoaudiólogo, otorrinolaringologista, ortodontista e outros).

Em relação aos professores, agentes multiplicadores por excelência, por meio de treinamento, reciclagens e reuniões periódicas, procurávamos propiciar uma troca de conhecimentos que garantisse a eles a possibilidade de promover o desenvolvimento de linguagem de seus alunos e sua proteção específica. Para tanto, suscitar discussões sobre comunicação oral e escrita, percorrendo vertentes que tratavam da aquisição e desenvolvimento do aprendizado, da avaliação e dos distúrbios era primordial.

O engajamento do Serviço ao contexto institucional favorecia a transferência destes conhecimentos para os planos anuais e planejamentos específicos de cada classe no momento em que eram operacionalizados, assim como contribuía na escolha de material didático e elaboração de atividades e recursos.

Em suma, a utilização de conhecimentos inerentes à fonoaudiologia e de suas áreas afins, como lingüística, psicologia e pedagogia, ampliava as possibilidades de atuação criativa e eficiente, como também o *feedback* constantemente dado ao professor, profissional com formação característica e que trazia como bagagem outro universo técnico, auxiliava a consolidar as mudanças por ele experimentadas.

Para finalizar, gostaria de ressaltar a importância atribuída pelos professores e outros especialistas componentes da equipe técnica ao trabalho do fonoaudiólogo escolar à medida que o conheciam. Diretamente proporcional a esta incorporação era o aumento da sensibilização do professor para observar e compreender a criança que tinha diante de si. Este último ponto, por sinal, era extremamente gratificante, pois sua constatação confirmava o alcance de um dos objetivos propostos, que por sua vez era pré-requisito para o objetivo maior da escola, o de educar.

Localizando a fonoaudiologia escolar na intersecção das áreas de Educação, Saúde e Comunicação, entendo o profissional que nela atua voltado para a promoção do desenvolvimento da linguagem, para a proteção específica e para a detecção precoce dos distúrbios de comunicação por meio de seus agentes multiplicadores, após conquistarem sua própria transformação (Educação).

FONOAUDIOLOGIA: UMA OPÇÃO PELA PREVENÇÃO

Zelita Caldeira Ferreira Guedes

A Fonoaudiologia, assim como outras ciências, começou a partir da necessidade de se oferecer atendimento clínico a portadores de patologias da comunicação.

"Fonoaudiologia é a área de especialização profissional que tem desenvolvido o seu interesse por pessoas com problemas no processo da comunicação" (Asha, 1972, p. 422).

Nos Estados Unidos, de onde normalmente obtemos informações bibliográficas com mais facilidade, no início deste século já havia uma certa preocupação com as alterações de fala de crianças matriculadas em escolas públicas; atualmente leis federais determinam que crianças com Distúrbios da Comunicação recebam "assistência apropriada de profissionais especializados" (Taylor, 1981, p. 5).

Enquanto nos Estados Unidos e na Europa os fonoaudiólogos trabalhavam e ampliavam sua atuação profissional, foi somente na década de 60 que os primeiros Cursos de Fonoaudiologia foram implantados aqui no Brasil. A partir dos anos 70 eles passaram a ser reconhecidos e, na década de 80, a profissão foi finalmente regulamentada.

Nestes vinte anos de atividade a Fonoaudiologia no Brasil mudou bastante. Enquanto inicialmente havia uma preocupação apenas clínica (tanto na formação do profissional, como na sua atuação prática) o tempo compeliu este profissional a procurar novas formas de trabalho.

81

Nossa realidade exigia uma vivência fora aquela da clínica, visto que esta era onerosa para uma grande parcela da população que necessitava do atendimento fonoaudiológico. Foi então que os profissionais começaram a adentrar outros campos, levando a Fonoaudiologia à pré-escola e à escola, aos centros de saúde, às instituições, às comunidades, às Secretarias de Educação e Saúde. (Alguns desses trabalhos podem ser lidos nos *Anais* do I Encontro Nacional de Fonoaudiologia, 1982, p. 156-230.)

Nos cursos regulares de Fonoaudiologia, esta preocupação se manifestou através dos currículos. Se o fonoaudiólogo sentia necessidade de atuar de diferentes formas, o profissional recém-formado também deveria estar preparado para que esta atuação se tornasse realidade.

A partir dessas reflexões, os fonoaudiólogos passaram a ter a idéia de que sua atuação profissional não se restringia a exercer o papel de relatores de dificuldades, além de evidenciarem as melhores formas para minimizar alterações. Aparecia agora a possibilidade de atuarem como catalisadores, para que a liberdade de expressão e a criação individual do falante surgissem satisfatoriamente.

Para que isso realmente acontecesse, era necessário buscar uma modificação de postura do profissional. Ele deveria fazer com que o outro pudesse manifestar-se espontaneamente, respeitando, porém, o *seu falar.*

Numa tentativa de acompanhar esta reflexão, de nossa parte, em 1978/79, no Curso de Fonoaudiologia da Escola Paulista de Medicina, iniciamos estágios na área escolar, o que poderia favorecer o despertar de tal vivência profissional em nossos alunos. Os alunos terceiranistas recebiam algumas informações sobre atuação em grupo, sobre a instituição Escola e passavam a aplicar triagens fonoaudiológicas em crianças de pré-escola e do 1º ano do 1º grau de escolas da rede particular de ensino.

Esse processo se ampliou, pois, decorrido algum tempo, adentramos outras instituições como creches e Centros de Saúde. A designação usada anteriormente agora era inadequada. Não podíamos chamar esta atuação apenas de Fonoaudiologia Escolar se o exercício de nossa atuação se dava também em outras instituições, que não a escola.

Passamos então a ter a Fonoaudiologia Educacional. Esta nomenclatura não só demonstrava a ampliação de campos de ação, como tinha por trás de si uma característica muito diferente da atuação inicial exclusivamente clínica. Aquela apresentava na maior parte das vezes uma visão tecnicista, onde o cuidado com a manifestação dos distúrbios da comunicação era priorizado. A Fonoaudiologia Educacional pretendia não apenas dar atenção àquilo que é manifesto, mas principalmente àquele que produziu tal manifestação. Para Cappelletti (1985) a Fonoaudiologia Educacional é a oportunidade do relacionamento homem a homem, não precisando, portanto, ser exercida necessariamente junto à escola ou apenas em contato com educadores.

Quanto à atuação prática, nossos alunos tinham agora melhores condições de perceber o seu novo papel profissional e testá-lo ainda no período de graduação. Disciplinas da Educação e da área de Saúde Pública eram agora ministradas aos alunos, ampliando o campo de conhecimento do futuro profissional.

Hoje em dia, há uma tendência crescente de chamar de Fonoaudiologia Preventiva todas as atividades fonoaudiológicas que não mais se restrinjam ao âmbito clínico e exclusivamente audiológico. Estariam agora nessa classificação atividades exercidas pelo fonoaudiólogo junto a escolares, professores, crianças e pajens em creches ou outras instituições, operários que possam vir a sofrer com o excesso de poluição sonora, radialistas, atores e outros tantos que necessitem do conhecimento do fonoaudiólogo, quanto ao uso de medidas preventivas que evitem ou minimizem os Distúrbios da Comunicação Humana.

Nestes anos todos, eu pessoalmente trabalhei apenas na área escolar e de creche, tentando colocar em prática esta filosofia da prevenção de alterações. A forma de atuação foi sendo modificada com o tempo e com as novas oportunidades que iam surgindo pelo caminho.

Quando iniciamos esse trabalho, em 1978, como já citei, atuávamos apenas em escolas da rede particular, pois eram elas que nos aceitavam. Limitávamo-nos a executar triagens fonoaudiológicas nas crianças, fazíamos algumas orientações e/ou encaminhamentos e às vezes algum tipo de grupos de reforço. Não nos era permitido sugerir modificações nos currículos escolares ou nas atividades de classe, nem participar da elaboração das práticas pedagógicas que seriam realizadas no decorrer do ano letivo. Fazíamos uma espécie de extensão da Fonoaudiologia Clínica tradicional.

Foi um tempo de grandes frustrações, mas de um rico aprendizado sobre a capacidade de se saber esperar.

Hoje já não atuamos mais na rede particular. Nossa participação se faz numa Pré-Escola da Rede Municipal de Ensino (desde 1985) e na comunidade infantil da Escola Paulista de Medicina, que atende aos filhos de docentes, funcionários e alunos daquela instituição de nível superior e em Centros de Saúde nos quais a própria Escola Paulista de Medicina exerce algum tipo de atividade.

Essas atividades acadêmicas visam o aprendizado dos nossos alunos em gradução na área de prevenção, além de levar a essas comunidades algum tipo de benefício.

Para desenvolvermos esses projetos foi necessário, antes de tudo, que conhecêssemos todas essas instituições: como eram suas instalações físicas, quais os seus recursos humanos e suas expectativas. A título de elucidação, passarei a relatar como o projeto da EMEI (Escola Municipal de Ensino Infantil) tem sido desenvolvido.

A área física da EMEI sem dúvida era bastante ampla. Um enorme jardim, que determinava os limites da escola com seu vizinho mais próximo, permitia que as crianças se espalhassem e brincassem bastante. As salas ventiladas e claras, o grande refeitório, as instalações sanitárias satisfatórias. No entanto, duas salas foram improvisadas junto ao refeitório, o que atrapalhava bastante o aproveitamento das crianças dessas classes. O grande jardim, nem sempre totalmente aproveitado. O uso, por alguns professores, algumas vezes restringia-se a brincadeiras de exploração de objetos num pequeno tanque de areia, evitando-se assim a utilização de todo o espaço disponível.

Podemos afirmar, portanto, que o espaço físico era mais do que suficiente, porém poderia ser utilizado de forma mais integral.

Fica claro que o conhecimento da área física é primordial, visto que muitas vezes ele determinará a multiplicidade de atividades previstas para as crianças. Brincadeiras com a proposta de exploração do espaço, relativas às noções de tempo e do reconhecimento do esquema corporal, poderiam ser mais ou menos variadas, inclusive por determinação do espaço disponível para tal atividade.

A segunda investigação importante realizada foi quanto à indagação sobre os recursos humanos de que dispúnhamos. Era necessário sabermos com quais elementos poderíamos contar e como poderíamos proceder.

Nossa entrada nesta instituição foi muito bem-vinda, principalmente pelo corpo técnico (diretora e orientadoras). Essas pessoas já conheciam o trabalho que era realizado pela equipe do Departamento de Medicina Preventiva* da Escola Paulista de Medicina, no qual nos engajamos. Nunca tivemos qualquer obstáculo por parte dessas pessoas. O corpo docente, na maioria das vezes, participou de forma interessada e buscava informar-se o mais possível sobre as alterações manifestadas pelas crianças.

Todavia, embora pudéssemos contar tanto com o corpo técnico, como com o corpo docente, isto nem sempre foi possível. Falta de material, normas rígidas dadas à instituição por seus superiores, greves

---

* Trabalho organizado pelo Dr. Benjamin Lebensztajn, do Departamento de Medicina Preventiva Clínica da Escola Paulista de Medicina.

(de ambas as partes) muitas vezes impediram a realização de alguns procedimentos propostos por nós e aceitos por aquela equipe técnica.

O que importa é que podíamos obter a ajuda da maior parte desse pessoal, caso fosse necessário. Havia por parte de algumas professoras uma disponibilidade muito grande em compartilhar os conhecimentos teóricos de ambas as partes, bem como a atuação prática.

De nossa parte contávamos com vinte e cinco alunas, algumas especializandas (o número variou de quatro a seis dependendo do ano) e com a supervisora responsável pelo estágio, no caso eu mesma.

Durante todo esse processo procuramos realizar um estudo detalhado do que significava atuar de forma preventiva em uma comunidade de pré-escolares de três a seis anos. Era necessário que se tivesse em mente que não estávamos buscando dar um atendimento em nível terciário (cuidar apenas das manifestações, como fazíamos de 1978-1980) mas, sim, secundário e, se possível, até primário. Isso implicava a detecção precoce dos distúrbios da comunicação e a intervenção necessária para que eles não ocorressem. A prevenção primária, vale lembrar, seria a ideal para uma população pobre como a nossa, que não tem acesso às clínicas especializadas. Seria o procedimento que evitaria o surgimento de alterações e, segundo Flynn (1981, p. 104), a "Educação a melhor forma de difundi-lo".

A triagem, a análise dos resultados, a decisão do que realizar em termos de atividades em classe, a orientação aos professores foram sendo modificadas à medida que as necessidades exigiam, agora com subsídios teóricos e práticos.

Nesse período, o estudo sobre o desenvolvimento infantil foi particularmente estudado, com o intuito de facilitar a descoberta de novas soluções.

Quanto às expectativas, quando entramos na EMEI os profissionais que lá trabalhavam, pouco ou nada conheciam do trabalho fonoaudiológico. Os que sabiam alguma coisa identificavam apenas a atuação clínica. Daí a expectativa inicial, que se resumia à identificação, à avaliação e ao tratamento de crianças com problemas na área da comunicação.

Logo no início, frisamos que nossa proposta não era clínica, mas preventiva, o que mudava totalmente a abordagem a ser realizada.

Desde que nossa proposta foi aceita, passamos a executar o projeto.

Espero que tenha ficado claro que, para o desenvolvimento de um projeto, é essencial que se conheça o espaço físico, que se determinem os recursos humanos disponíveis e se avaliem criteriosamente as expectativas de ambas as partes.

Imaginando que, em vez de termos apenas um grupo de crianças de uma EMEI, tivéssemos toda a Rede Municipal de Ensino, toda a nossa proposta deveria ser dimensionada de forma diferente. O mesmo ocorreria se os recursos humanos disponíveis, de ambas as partes, sofressem alterações quanto ao número e à disponibilidade. Acredito que a expectativa seja um dos fatores mais importantes na preparação de um projeto. Não adiantaria nada dimensionar uma bela proposta, se ela não viesse ao encontro dos anseios da comunidade a que esse projeto se destina. Se tal comunidade ainda não conhece as possibilidades de trabalho que podemos oferecer, cabe ao fonoaudiólogo esclarecê-la e propor algo que vá ao encontro de suas necessidades.

Nosso projeto era assim constituído: inicialmente, todas as crianças da EMEI passaram por um período de observação. Cada um de nossos alunos — graduandos ou especializandos — recebia um determinado número de crianças que deveria observar em situações de alimentação (lanche), de lazer, de atividades em sala ou fora dela. Todas as manifestações, quer de comportamento motor, quer de fala, quer de interação tanto com adultos como com outras crianças eram anotadas e discutidas posteriormente em supervisão. Quando havia dúvidas sobre qualquer observação, novas anotações eram feitas e verificadas. Quando necessário, informações eram solicitadas à Equipe de Educação da EMEI. Esse procedimento levava de duas a três semanas.

Passado esse período, todas as crianças passaram pela triagem fonoaudiológica, constituída pelos seguintes itens:

1 — Fornecimento de dados pessoais — onde se avaliava a linguagem da criança quanto ao conhecimento de seus dados pessoais e da escola.

2 — Execução de ordens — o objetivo dessa avaliação era conhecer como a criança estava lidando com a noção de espaço, manipulando objetos. Usando-se uma cadeirinha de brinquedo, um botão e uma caixa de fósforos, a criança deveria colocar um objeto sob o outro, ou em cima, ou dentro, conforme a ordem dada.

3 — Identificação de partes do corpo — a criança deveria reconhecer a parte do corpo que era solicitada pelo observador.

4 — Identificação das funções de partes do corpo — a criança deveria reconhecer qual a parte do corpo que executava determinada função. Ex: aponte com o que você cheira as flores. E a criança deveria apontar o nariz.

5 — Nomeação de figuras — as crianças deviam nomear figuras de um álbum que foi balanceado foneticamente pela fonoaudióloga Priscila Souza Lobo. Nesta prova, verificavam-se as alterações articulatórias.

6 — Identificação, nomeação e pareamento de cores — a criança deveria identificar, nomear e parear cores em figuras geométricas que difeririam apenas pela cor.

86

7 — Tamanho — solicitava-se à criança que apontasse um botão grande, o pequeno e o médio, num arranjo de quatro botões.

8 — Forma — à semelhança da avaliação de cores, nesse item as crianças deveriam parear formas geométricas e nomeá-las.

9 — Compreensão de frases — esse item avaliava a compreensão de frases com complexidade crescente de dificuldades, baseadas na noção de espaço. Era uma prova complementar da prova de execução de ordens.

10 — Narrativa a partir de cartões temáticos — foram apresentados às crianças dois cartões com desenhos seqüenciais. No primeiro havia uma casa e dois meninos jogando bola. No segundo desenho, a casa estava com a janela quebrada, a bola estava no chão junto à casa e os meninos não se encontravam presentes.

As crianças deveriam observar os dois desenhos e elaborar uma seqüência de fatos relativos aos cartões temáticos.

11 — Caracterização da respiração — durante a fase de observação e durante a aplicação da triagem as crianças foram avaliadas quanto à respiração — se era oral, nasal, superior, costodiafragmática ou mista. As crianças que apresentassem sinais de resfriados na ocasião da observação e/ou da triagem, mereceriam uma investigação suplementar de sinais típicos de respiração oral como palato em ogiva, musculatura flácida etc.

12 — Características de voz — as crianças foram observadas quanto às características de intensidade, timbre, altura, ressonância, procurando-se estabelecer o padrão de voz por elas apresentado.

13 — Inspeção de cavidade oral — cada criança foi avaliada individualmente quanto às características de lábios, dentes, língua, palato, postura dos dentes durante o repouso (característica de mordida) e alterações da articulação têmporo-mandibular. O tônus muscular e a mobilidade foram os sinais mais evidenciados.

14 — Outros — hábitos orais, como chupar chupeta, tomar mamadeira, roer unhas, morder o lábio inferior, foram aqui anotados. Alterações do comportamento, informações complementares a respeito da criança eram evidenciadas nesse item.

15 — Encaminhamentos — quando necessários eram aqui determinados, quanto ao motivo e a quem as crianças deveriam ser encaminhadas para exames complementares ou tratamentos específicos.

Queremos com isso demonstrar qual foi a forma por nós utilizada para obtermos os dados referentes a essas crianças. Esta é apenas uma das diferentes maneiras de obter dados sobre uma determinada comunidade, para depois se poder programar o que será realizado em termos de intervenção para prevenção.

Com os resultados obtidos, pudemos determinar os perfis de cada classe, sem contudo perder a informação individual de cada criança. Com isso foi possível orientar cada um dos professores sobre como deveriam agir para minimizar as dificuldades encontradas.

Em nossas pré-escolas e escolas públicas, as crianças vêm de diferentes ambientes e recebem um mesmo ensino escolar. Dessa forma, aquelas crianças que não tiveram a mesma estimulação, ressentem-se com o que lhes é dado na escola, como currículo.

Nosso intuito, com esse projeto, era permitir ao professor uma forma mais amena de ensino e de cobrança dos alunos, na qual o contato entre eles seria favorecido, proporcionando, pois, um ambiente agradável para a aprendizagem.

O fonoaudiólogo que pretende trabalhar de forma preventiva deve ter em mente que a sua função *é* a procura do desenvolvimento de linguagem do outro ser. É o favorecimento à disponibilidade e à aceitação do outro como ele é, sem obrigá-lo a ter nossos rígidos padrões. Alterações de fala ou grafia ou mesmo de estrutura lingüística que caracterizam determinada comunidade sócio-cultural, pelo fato de diferirem dos nossos padrões, poderiam se caracterizar como patologias?

Acredito que não. O que sabemos é que grande parte da população infantil brasileira, na idade dos três aos seis anos, encontra-se alijada de qualquer tipo de estimulação. Entretanto, mesmo assim, delas é exigido um padrão de aprendizagem semelhante ao das crianças vindas de ambientes ricos em estimulação.

Fica-nos claro que àquelas crianças tidas como carentes não devemos oferecer "programas compensatórios" e sim programas adequados. Bernstein (1977, p. 191) alega que não podemos oferecer a compensação se "nem foi oferecido um processo educacional adequado". Saviani (1985, p. 38) afirma que o ideal seria a "compensação educacional" onde a educação não seria a redentora de todos os males (pobreza, fome, saúde e moradias precárias) mas promoveria a participação eficaz da criança e seus familiares na sociedade.

Temos tentado realizar tal filosofia de trabalho. Hoje em dia, tanto na pré-escola como na creche onde atuamos, após a elaboração dos perfis das comunidades, passamos a orientar professores e pajens para então modificar as exigências preestabelecidas. Acredito que essas crianças têm um potencial para a aprendizagem normal, mas sua *performance* parece ser diferente daquela encontrada nas salas de aula ou creches de crianças mais abastadas. Estas "diferenças" não podem ser consideradas como patologias ou distúrbios da aprendizagem. Na verdade, a essas crianças não foi dada a oportunidade de experimentar o ambiente escolar.

Em nossa sociedade, o sistema educativo ocasiona uma "seleção social" onde a evasão significaria uma "expulsão encoberta" (Ferreiro & Teberosky, 1986, p. 18). Ou seja, esse sistema educativo faz perdurar a desigualdade social, determinando a permanência dos interesses próprios às classes média e alta, legitimando os privilégios sociais (Silva, 1983).

Se o fonoaudiólogo realmente quiser participar desse processo, ele deverá aceitar as diferenças, seguindo o que diz Bernstein (1977, p. 199): "se a cultura do educador torna-se parte da consciência da criança, então a cultura da criança precisa primeiro estar na consciência do educador".

É um trabalho que o fonoaudiólogo tem toda a possibilidade de fazer bem, desde que tenha coragem e determinação para suscitar, no outro, todo o seu potencial para a comunicação.

Referências Bibliográficas

ASHA —"American Speech and Hearing Association. — A guide to graduate education in Speech Pathology and Audiology". 1968. *Apud* VAN RIPER, C. *Speech correction — principles and methods*. New Jersey, Prentice-Hall, 1972.

BERNSTEIN, B. *Class, codes and control: towards a theory of educational transmissions*. 2ª ed., Londres, Routledge & Kegan Paul, 1977, v. III.

CAPPELLETTI, I.F. *A Fonoaudiologia no Brasil — reflexões sobre os seus fundamentos*. São Paulo, Cortez, 1985.

FERREIRO, E. & TEBEROSKY, A. *Psicogênese da língua escrita*. Porto Alegre, Artes Médicas, 1986.

FLYNN, P. T. "Speech-Language pathologists and primary prevention: from ideas to action". *Lang. Speech Hear. Serv. Shc., (14):* 99-104, apr., 1983.

MOREIRA SALLES, P.S.L. Da triagem fonoaudiológica em relação ao aspecto articulatório da produção oral em escolares. *Tese do Curso de Pós-Graduação em Distúrbios da Comunicação Humana. Campo Fonoaudiológico da Escola Paulista de Medicina*. São Paulo, 1981.

I ENCONTRO NACIONAL DE FONOAUDIOLOGIA — trabalhos 14, 15, 16, 17, 18, 19 e 20. DERDIC, PUC-SP, nov. 1982.

SAVIANI, D. *Escola e Democracia*. 6ª ed., São Paulo, Cortez, 1985.

SILVA, A. O insucesso escolar reflete a sociedade, afirma a professora. *Folha de S. Paulo*, 12/07/83. Noticiário sobre a 35ª Reunião Anual da SBPC, p. 15.

REPENSANDO A FONOAUDIOLOGIA EDUCACIONAL ATRAVÉS DA PRÁTICA EM INSTITUIÇÕES EDUCACIONAIS DE CAMPINAS

Cristina B. F. de Lacerda,
Maria Teresa P. Cavalheiro,
Maryara Castagna Molina

I — Introdução

Frente à oportunidade de falar de Fonoaudiologia em instituição educacional do município de Campinas, e tendo conhecimento dos dois trabalhos e suas afinidades políticas, optamos por uni-los neste artigo, uma vez que vínhamos sentindo a necessidade de colocar em discussão nossas experiências, que, embora tenham percorrido caminhos diferentes, serviram para reforçar nossa opinião quanto à importância de um trabalho preventivo em Fonoaudiologia.

Estes dois trabalhos surgiram, em momentos distintos, em função do número de crianças que chegavam para a clínica com queixa de fracasso escolar e que nem sempre justificavam um tratamento.

Além do que, em visitas à escola, inúmeros eram os questionamentos de professores sobre o que fazer com crianças que não "aprendiam" ou se certos comportamentos eram ou não adequados para aquela faixa etária de sua sala de aula.

Por essas vivências sentimos a necessidade de conhecer melhor o funcionamento dessas instituições para, a partir daí, repensar o quanto a Fonoaudiologia tem a fazer no atual contexto político-social.

Para isso relatamos duas experiências vivenciadas em contextos institucionais diversos: um, acadêmico; outro, ligado ao serviço de saúde pública do município.

91

II — Relato de experiências

A) Quatro anos de experiência

Saúde Mental Escolar e Secretaria Municipal de Educação — um trabalho multiprofissional. Secretaria de Educação: Divisão de Apoio Pedagógico. Secretaria de Saúde: Rosângela Villar — psicopedagoga, Maryara C. Molina — fonoaudióloga, Cleyde C. Molina — fonoaudióloga.

Nosso ambulatório vinha há tempos apresentando uma enorme demanda no setor de Saúde Mental Escolar, representada por filas de espera de dois anos ou mais, devido ao número reduzido de profissionais trabalhando na área: duas fonos e uma psicopedagoga.

O quadro se complicava mais porque muitas das crianças — quando eram finalmente atendidas — não apresentavam qualquer problema que implicasse um trabalho ambulatorial e eram devolvidas para a escola por ser um problema da educação que não caberia à saúde tratar. Mas... será que seriam solucionados?!?

Outras eram crianças com dois ou três anos de repetência que não apresentavam rebaixamento ou problemas de aprendizagem, mas que tinham falhas na discriminação auditiva e — claro — uma alfabetização comprometida, crianças que após tantas repetências estavam frustradas, com uma auto-estima tão rebaixada e já rotuladas que necessitavam de um tratamento em Ambulatório de Saúde Mental. Situação perfeitamente evitável se o problema fosse discutido dois ou três anos antes.

Iniciamos, portanto, contatos com a Secretaria de Educação numa tentativa de reverter o quadro.

Elaboramos um questionário que foi enviado a todos os professores alfabetizadores da rede para levantarmos o que eles entendiam por dificuldades de aprendizagem e quais os fatores que acreditavam responsáveis pelo alto índice de reprovação na época, mais ou menos 60%.

Deficiência mental, desnutrição, D.C.M., "carências", falta de pré-escola, problemas de conduta, famílias desestruturadas, apatia, falta de condições físicas da escola foram alguns dos fatores mais apontados.

Com esses dados e uma lista dos prováveis repetentes daquele ano (estávamos em abril/maio) elaboramos um curso enfocando os itens:

a) Desenvolvimento da Linguagem: aquisição oral, desenvolvimento patológico, audibilização, elaboração, passagem da linguagem oral para a linguagem escrita, sugestão de atividades para estimulação de habilidades de linguagem.

b) Bases Neurológicas da Aprendizagem.
c) Distúrbios: da leitura, da escrita, da aritmética.
d) Dificuldades não-verbais da aprendizagem (percepção social, alteração de atenção e como trabalhar com essas dificuldades).

Em 1985 o curso foi optativo no horário noturno, com uma freqüência de 80% dos professores alfabetizadores, em 1986 foi obrigatório no horário de trabalho e, em 1987, novamente opcional. Acreditávamos na época não ter deixado escapar nada. Aprendemos muito com esse trabalho; informar não é formar, aí estava o problema: o número de dados passados para o professor, além de ser muito técnico, era de uma quantidade absurda que não propiciava reflexão alguma e conseqüentemente pouco mobilizava esses professores para a questão.

Embora tenha sido possível detectar uma redução no número de encaminhamentos inadequados ao Serviço de Saúde Mental e uma abertura na escola para discutir com os professores os possíveis problemas de seus alunos e suas próprias dúvidas de como lidar com essas "crianças que não aprendiam o esperado", a proposta não estava nos satisfazendo. Mas esse foi o caminho encontrado na época para sensibilizá-los quanto à importância de um trabalho de equipe que visasse a redução da repetência e da evasão escolar e que tornasse o processo de aprendizagem muito mais motivador para a criança e para o próprio professor.

Iniciamos então uma nova fase do trabalho; uma psicopedagoga e uma fono, via orientadora pedagógica, passamos a participar das reuniões chamadas de integração (incluídas no calendário oficial da Secretaria de Educação) de algumas escolas. Nessas reuniões montávamos um painel com os dados fornecidos pelos próprios professores sobre os fatores determinantes da dificuldade escolar e abríamos então a discussão.

Essa proposta ampliou-se em 1988 e sua avaliação foi mais positiva que a outra: o vínculo entre os professores e os profissionais de saúde mental melhorou; os temas de discussão se ampliaram, enfocando e questionando a própria abordagem e postura do professor, métodos, materiais pedagógicos, processo de aquisição do conhecimento da criança e suas possíveis alterações; e muitos professores dispuseram-se a trabalhar em suas salas, pequenas dificuldades tornando assim desnecessários alguns encaminhamentos.

Neste momento temos claro que um grande conteúdo programático não é o mesmo que questionamento e conhecimento adequados. Que os professores não são todos iguais e que não se pode ir com eles para uma discussão com "prés"... pré-conhecimento, préimagem, preconceito. Em duas escolas em que isso ocorreu, uma estadual e outra municipal, a proposta não se concretizou, mas serviu de alerta.

Claro está agora que o processo é dinâmico, a forma de atuação e o tempo de contrato dependem do grupo de professores e da comunidade à qual pertencem. E o trabalho multiprofissional enriquece e facilita seu desenvolvimento.

Descobrimos a necessidade de uma postura aberta, de constante aprendizagem na interação com o outro, a necessidade de um bom nível de autocrítica e uma persistência muito grande (leia-se resistência à frustração devido à relação dinâmica indivíduo-meio) porque cada pessoa é única e sua interação com a comunidade e seu grupo de trabalho atinge diferentes graus.

É gratificante ver o professor questionando-se quanto à reprovação da criança e suas implicações no contexto em que está aquele aluno face à sua apropriação da escrita; ou então, professores que já davam como certa a reprovação, após uma discussão com a equipe, considerando o significado dos três meses de férias no processo da criança, passaram a aprová-las.

Pretendemos continuar com esse tipo de atuação, aumentando a nossa equipe, associando-a ao posto de saúde mais próximo da escola para abranger um maior número de unidades escolares.

B) Uma experiência acadêmica

Durante o 2º semestre de 1988 foi desenvolvido um projeto experimental junto ao Departamento de Distúrbios da Comunicação da PUCC, que visava a atuação prática do fonoaudiólogo em instituições educacionais, de caráter preventivo. Este projeto foi realizado com a supervisão de dois docentes da PUCC e com a atuação de 13 alunos do 4º ano de Fonoaudiologia da PUCC.

O objetivo principal deste trabalho era proporcionar aos alunos uma vivência institucional voltada para os aspectos preventivos, uma vez que o Curso de Fonoaudiologia da PUCC praticamente não oferece disciplinas nesta área, sejam teóricas ou práticas.

Foram escolhidas quatro instituições educacionais, de caráter diversificado, sendo uma municipal, uma estadual, uma filantrópica e uma fundação. Quanto à faixa etária, estabelecemos o trabalho com crianças de zero a dez anos, envolvidas em programas de creche, pré-escola e alfabetização.

Para o desenvolvimento do trabalho, as estagiárias foram divididas em grupos, cada um deles se responsabilizando por uma instituição. O estágio consistia de supervisão e atuação semanais.

Nas supervisões eram discutidas as problemáticas vivenciadas e o planejamento das etapas seguintes. Além disso, buscavam-se reflexões teóricas sobre: o papel do fonoaudiólogo na educação, suas limitações e possibilidades, formas de atuação em equipes multiprofissionais etc., que se fundamentavam em textos indicados e na prática de cada grupo. Todos os grupos participavam de um mesmo momento de supervisão, e suas experiências diferentes possibilitavam trocas muito significativas.

A atuação propriamente dita se desenvolveu de acordo com as seguintes etapas:

— Diagnóstico geral de cada instituição (forma de funcionamento, quadros de funcionários, características da clientela atendida, recursos disponíveis etc.).

— Triagem das crianças — para cada instituição escolheu-se um modo particular de proceder à triagem, levando-se em conta características de cada local, bem como possibilitar aos estagiários a vivência de diferentes abordagens diagnósticas.

Foram utilizadas as seguintes formas de triagem: de todos os alunos de uma classe; somente dos alunos indicados pelas estagiárias e de alunos apontados por um questionário geral, respondido pelo professor. A partir destes procedimentos foi possível concluir que, independentemente do processo utilizado, os resultados obtidos foram bastante satisfatórios.

— Tabulação dos dados da triagem — a partir da análise dos dados, observou-se que a maioria dos achados significativos coincidia com a indicação dos professores. No entanto, algumas crianças apresentavam outras dificuldades, que não fonoaudiológicas, que eram encaminhadas em busca de uma solução rápida. Outras vezes detectou-se um número grande de crianças com alterações semelhantes, o que motivou um questionamento dos critérios de avaliação utilizados.

— Orientação a professores e equipe técnica da escola — este pareceu ser o momento mais importante do trabalho, porque possibilitava discussões e trocas sobre os achados fonoaudiológicos e as experiências dos professores. Todavia, como a permanência dos alunos nas escolas foi pequena, a concretização desta etapa foi feita apenas superficialmente. Ainda assim foi possível notar resistência por parte da equipe técnica a sugestões ou idéias que indicassem mudanças.

— Orientação aos pais — esta experiência foi muito rica porque os pais tinham uma série de interesses aos quais a Fonoaudiologia poderia dar alguma resposta ou, ainda, pensar juntos certos aspectos do desenvolvimento da criança. Houve uma dificuldade: a linguagem utilizada, que por vezes impossibilitou uma comunicação efetiva. Este é um aspecto importante a ser repensado.

III — Algumas conclusões

Inicialmente, é preciso salientar que a escola tem sido muito criticada enquanto instituição. Os altos índices de repetência, a formação inadequada do professor, pouco ou nenhum espaço para discussões das questões pedagógicas, uma tecnização geral do ensino, são pontos com os quais concordamos.

Ao mesmo tempo, é possível fazer o paralelo com as ações de saúde neste campo que também deixam muito a desejar. A tendência à patologização, a uma medicalização de quaisquer sintomas e uma desinformação geral dos problemas da área médica em relação a conteúdos fonoaudiológicos e psicológicos no desenvolvimento infantil.

Neste contexto aparece então o fonoaudiólogo tratando em clínica os "distúrbios de aprendizagem", conivente com a patologização do escolar e encobrindo deficiências da instituição educacional.

A saída para esse processo tão viciado seria a melhora da formação do professor, facilidade de atualização dentro de sua carga horária de trabalho e um maior espaço de discussão e troca de experiências. O que se espera é que a escola se instrumentalize, conquiste autonomia, dispensando a participação de profissionais que executam este tipo de trabalho que vem sendo realizado na escola.

À saúde comportaria uma melhor integração de seus postos comunitários com a escola ou creche de sua área de cobertura, fazendo um acompanhamento do desenvolvimento do escolar, em consultas e orientações periódicas, "tratando" somente os casos patológicos.

E à fonoaudiologia clínica caberia o trabalho terapêutico de crianças comprovadamente problemáticas, levando-se em consideração que a normalidade para uma realidade de Brasil, em termos fonoaudiológicos, ainda está por se atingir.

Neste artigo enfocamos a atuação do fono hoje nas instituições educacionais tal qual elas se nos apresentam, sabendo que este trabalho não é a solução, mas funciona como paliativo e como agente de reflexão, porque isto é o que é possível ser feito hoje.

A partir disto pode-se pensar a prática fonoaudiológica atual, seus problemas, dificuldades, falhas e suas novas atribuições dentro da instituição escolar. É o que tentamos fazer.

Percebemos que há uma necessidade real do trabalho do fonoaudiólogo nas escolas, creches e outras instituições afins para a detecção precoce de distúrbios e patologias. Tem sido possível nestes trabalhos diagnosticar alterações ainda leves, que podem ser sanadas através de uma orientação adequada aos pais, aos profissionais, uma vez que o serviço de saúde não o fez. Outros casos mais graves são prontamente encaminhados, iniciando-se o tratamento o mais breve possível, evitando-se complicações mais sérias para as crianças. Através destes casos é possível também orientar os professores, tornando-os mais críticos diante das crianças, possibilitando a eles a percepção de eventuais alterações que mereçam encaminhamentos.

Outro aspecto importante é a falta de informação dos professores no que se refere ao desenvolvimento da criança como um todo. Fala e linguagem, habilidades motoras, características emocionais, sociabilização são conteúdos pouco claros a eles, por isso interpretam erroneamente certos comportamentos, se sentem perdidos diante das atitudes das crianças. O professor não precisa ser um *expert* nestes temas, mas há um mínimo de informação que é indispensável para um bom andamento do trabalho e o fonoaudiólogo pode instrumentalizá-lo nesta direção.

Estas informações são solicitadas pelos professores, há um desejo de conhecimento que a escola parece não conseguir sanar. Percebemos a necessidade que eles e outros profissionais da escola têm de refletirem sua própria prática. Em geral as escolas não têm espaços para reuniões, discussões de aspectos pedagógicos e outros. Cada professor deve desenvolver seu trabalho e não há lugar organizado para pensá-lo, criticá-lo e transformá-lo. Com o fonoaudiólogo na escola busca-se criar um espaço de discussão que revele as necessidades reais dos professores de conversar, falar de sua angústias, dúvidas e procurar soluções para seus problemas. O fonoaudiólogo aí só faz evidenciar as necessidades já existentes na escola, e o interessante é perceber isto e poder mostrar para a própria escola que, uma vez criado um espaço de discussões, ele seja mantido independentemente da presença do fonoaudiólogo.

Nestas ocasiões surge também a possibilidade de se refletir sobre a prática pedagógica e orientar certos procedimentos que pareçam mais acertados. Este é um ponto difícil. Em primeiro lugar é necessário que o fonoaudiólogo assuma uma postura de troca, de quem ouve e sugere modificações, e não a do dono da verdade, mesmo porque ele não detém nenhuma verdade absoluta, e se não tiver clareza do contexto onde os procedimentos devem ser tomados, se não conhecer bem a realidade do local em questão poderá facilmente sugerir atividades completamente desvinculadas do grupo a que se destinam. Estas informações o professor tem há muito, por isso a postura deve ser de troca, de reflexão conjunta dos problemas apresentados para busca de soluções conseqüentes.

Em segundo lugar há uma certa resistência a idéias vindas de um profissional ''desconhecido'' e de fora da escola. Há um certo ''pé atrás'' em relação às intenções reais deste profissional. Se ele for resolver os problemas eminentemente clínicos e se mantiver nesta área, parece que tudo corre bem, a escola entrega para o "especialista" seus casos sem solução e segue seu trabalho normal. Mas se o fonoaudiólogo se propõe, além de fazer diagnósticos e encaminhamentos, a discutir o fazer da escola, suas interferências sobre o desempenho das crianças, a postura do professor etc., ele é percebido como alguém invasivo, que não respeita os limites da área profissional do outro, e aí em geral é convidado a se retirar da escola.

Não nos parece que o fonoaudiólogo seja o profissional "salvador" dos problemas educacionais, e que ele tenha um saber capaz de resolvê-los; muito pelo contrário: sua formação também é deficitária, cheia de lacunas. Entretanto, os conhecimentos acumulados pela Fonoaudiologia (desenvolvimento de fala e linguagem, processos de comunicação humana, desenvolvimento infantil e outros) podem e devem ser utilizados pela escola na busca de solução de seus problemas. Certamente não se encontrarão todas as respostas, mas há vários aspectos que poderiam ser aclarados e sofrer um encaminhamento diferente.

Entendemos também que toda instituição tem uma certa resistência a mudanças. Ela tem seu modo próprio de funcionar, sua história, e a modificação de algum ponto depende de um esforço conjunto de todos aqueles que a integram para que se obtenha êxito. Além disso, é preciso que as pessoas envolvidas estejam, de fato, convencidas de que esta ou aquela mudança é fundamental para que se unam em torno dela.

O fonoaudiólogo precisa estar atento a isto. Em nossa experiência éramos elementos externos à instituição e provocar discussões e mudanças nos lugares em que estivemos dependia muito do quanto a escola percebia seus problemas, o quanto isto a motivava a modificar-se e o quanto confiava em nós como profissionais interessados em seu crescimento e transformação. Alterações reais ocorrem lentamente, devem ser pensadas em profundidade, para que uma vez adotadas sejam embasadas e conseqüentes.

Observando as diferenças das duas formas de experiências relatadas acima, é possível verificar que numa delas o trabalho foi realizado por uma equipe multiprofissional (fono, psicopedagogo e pedagogo). Este parece ser o trabalho mais rico em nossa opinião. Vários profissionais, com formações diferentes, que se unem para um trabalho junto à escola. A troca de experiências e idéias é sempre maior e mais rica, possibilitando uma visão mais ampla dos problemas. Todavia, trabalhar em equipe nem sempre está ao nosso alcance. Há falta de recursos humanos; quando encontramos um profissional desenvolvendo um trabalho numa escola, isto já é uma exceção — uma equipe, então, é quase um caso raro. Mas nem por isso devemos perder de vista que este é o modo de trabalho que parece mais completo e capaz de dar respostas aos problemas vividos pela escola hoje. Trabalhar em equipe também não é fácil, demanda uma postura profissional que aceite as idéias do outro, com colaboração mútua, atitudes nem sempre observadas nestes trabalhos. É preciso ser menos competitivo e mais cooperativo. Em nossa formação acadêmica, o trabalho multiprofissional é pouco discutido; em geral estamos despreparados para ele, é importante estar atento a isso.

A formação acadêmica é outro ponto fundamental que merece ser destacado. A formação do fonoaudiólogo tem sido eminentemente clínica. Somos formados para diagnosticar e tratar. Tudo que for diferente disso nos parece desconhecido e nos sentimos despreparados. Não é à toa que — ao chegarmos às escolas — nosso primeiro procedimento seja o de triar e diagnosticar. Não que isso não seja necessário, mas é também nosso porto seguro, é o que sabemos fazer sem receio. Porém, quando estamos na escola, percebemos que há muito mais a se fazer do que isto. Há todo um espaço para se prevenir patologias que mal sabemos ocupar, não temos clareza do que é mais indicado a ser feito. Pensamos que um livro como este seja uma tentativa válida nesta direção, mas ainda engatinhamos. Não há ainda um modo experimentado de se fazer fonoaudiologia preventiva, é preciso tatear, descobrir, e isto é um desafio para todos nós, é nossa responsabilidade. Ao mesmo tempo, é importante criarmos espaços dentro da universidade para que esta lacuna seja preenchida, para que a prevenção fonoaudiológica seja vista como uma área de atuação e se pense cientificamente sobre ela. É preciso pesquisar, estudar, desenvolver projetos que norteiem cada vez mais este fazer fonoaudiológico.

E se fizermos uma análise mais aprofundada, verificaremos que a escola é apenas um dos espaços de atuação da Fonoaudiologia Preventiva. Na escola observamos problemas que poderiam ter sido evitados pelo pediatra, dentista, posto de saúde, creche, hospitais. Ou seja, há uma série de espaços ainda não cobertos pelas informações da Fonoaudiologia — se o fossem, a comunidade como um todo receberia ainda mais benefícios. Este artigo nos remete a uma experiência de prevenção fonoaudiológica em contextos educacionais, mas é importante mencionar que há outros contextos aos quais devem ser estendidos os serviços fonoaudiológicos, contextos em que — na prática — não há ainda nenhum trabalho.

Este trabalho de campo, diferente da prática clínica, permite-nos também ver não uma criança isolada com esta ou aquela patologia, mas a ocorrência deste ou daquele fator numa certa comunidade. Isto é novo para a Fonoaudiologia. Temos nossos parâmetros populacionais, em geral baseados em pesquisas desenvolvidas em outros países, que pouco ou nada têm a ver com nosso contexto sóciopolítico-econômico. Sair, então, do consultório e ver fala e linguagem acontecendo num dado ambiente, sem controle da relação terapêutica, nos traz dados inteiramente novos, os quais — se devidamente analisados — talvez até possam alterar conceitos vigentes em nossa prática clínica. Vivemos uma experiência assim numa das escolas trabalhadas. Nas avaliações feitas detectamos um grande número de crianças com alterações em seus órgãos fonoarticulatórios, o que chamou nossa atenção. Será que de fato a maioria daquela população tem alteração de OFA? Ou será que nosso modo de avaliar e nossos parâmetros não se aplicam adequadamente àquela população? A prática pode nos ajudar a repensar nossos referenciais teóricos, motivando-nos a novas pesquisas e descobertas dentro da Fonoaudiologia.

Um outro aspecto deste trabalho é a possibilidade de lidar com a população de baixa renda. Em geral o trabalho de consultório nos remete às classes média e alta e poucos são os serviços fonoaudiológicos voltados para a classe popular. Isto sem dúvida nos traz um problema. Sabemos como orientar um pai de classe média quanto aos hábitos alimentares de seus filhos porque, em geral, também pertencemos à classe média e o conteúdo da orientação nos é muito próximo. Já quando temos que fazer uma orientação semelhante junto à classe popular, mal conhecemos sua realidade de vida, seus hábitos e suas possibilidades reais e acabamos por sugerir procedimentos às vezes impossíveis de serem realizados pelos pais. O próprio modo de abordar esta população é complicado para nós: temos um modo de falar que nem sempre propicia comunicação efetiva. É preciso que nos preocupemos com isso. Precisamos conhecer de fato a realidade de vida do outro e precisamos nos comunicar efetivamente. Podem parecer preocupações banais, mas não são. Nossos universos são bastante diferentes e se queremos nos fazer entender precisamos buscar uma proximidade que só se fará se refletirmos nossa prática e pudermos repensá-la em relação ao grupo com quem nos confrontamos naquele dado momento.

Inúmeros pontos ainda poderiam ser levantados. Experiências deste tipo, quando analisadas, sugerem muitas facetas obscuras que merecem estudos e reflexão. Este artigo é apenas um pequeno ensaio, há ainda muito a ser feito.

Referências Bibliográficas

CAGLIARI, L. C. *Alfabetização e Lingüística*. São Paulo, Scipione, 1989.

CENTRO DE ESTUDOS EDUCAÇÃO E SOCIEDADE. *Caderno do CEDES n.º 15*. "Fracasso Escolar — Uma Questão Médica?". São Paulo, Cortez. 1985.

MOYSÉS, M. A. A. e LIMA, G. Z. "Desnutrição e Fracasso Escolar; Uma Relação Tão Simples?". *Revista da ANDE*, São Paulo, *1(5):* 57-61, 1982.

PATTO, M. H. S. "A Criança da Escola Pública: Deficiente, Diferente ou Mal Trabalhada?". *Ciclo Básico*, CENP/SE, São Paulo. p. 51-61, 1968.

SUCUPIRA, A. C. S. L., MOYSÉS, M. A. A. e NOVAES, H. M. D. "O Papel do Pediatra nas Dificuldades Escolares". *Pediatria*, Revista do Centro de Estudos "Prof. Pedro de Alcantara". São Paulo, Instituto da Criança do Hospital das Clínicas da FMUSP, *1(8):* 23-32, 1986.

UMA PRÁTICA QUE (COMO AS OUTRAS) SE LEGITIMA PELO EXERCÍCIO DA APLICAÇÃO E DA CONTINUIDADE

Ivone Panhoca Levy*
Assessorada por: Adriana Coelho Braga, Ana Paula Freitas, Daniela Spina Garcia, Débora Bernarde Silva, Mary Ap. Gomes e Sandra Alves Coelho.

Introdução

Que a Fonoaudiologia se desenvolveu e se fortaleceu nos últimos anos parece-me inegável.

Foram formados profissionais que se fizeram respeitar pelo trabalho mostrado, que se especializaram e se aperfeiçoaram em diferentes setores da "comunicação humana".

No entanto, o que durante muitos anos foi priorizado na formação e — conseqüentemente — na atuação fonoaudiológica foi o trabalho clínico.

Ganhando espaço a cada dia, a Fonoaudiologia Preventiva vem fazendo adeptos tanto entre os profissionais como entre os que têm se beneficiado da nova face dessa ciência emergente.

Com o trabalho em berçários, creches, postos de saúde, hospitais, grupos de rádio, teatro e TV e em escolas, o fonoaudiólogo vem conseguindo — via orientação e esclarecimentos relativos a aspectos gerais da oralidade e da escrita — prevenir dificuldades e comprometimentos diversos.

---

* Nossos agradecimentos à professora Iara Bittante de Oliveira, coordenadora do nosso Departamento à época da elaboração e aprovação do projeto. E à aluna Marcia Dipsie, pela dignidade e maturidade demonstradas à época em que eu formava o grupo de alunas que trabalharia comigo no projeto. Ela — mais uma vez — fez-me ver que trabalhar com pessoas assim sempre vale a pena. A despeito de tudo.

Todavia, no curso de Fonoaudiologia da PUCCamp só há cerca de dois anos começaram a ser implantadas disciplinas voltadas para essa questão. Ainda assim, a carga horária e o número dessas disciplinas estão hoje muito aquém do desejado por alunos e professores.

Nossos fonoaudiólogos, que hoje atuam nessa área, o fazem graças à especialização e a cursos de aperfeiçoamento, já que há pouco se formou uma turma que conta em seu currículo com disciplinas específicas.

É certo que todo profissional que inicia e que se pretenda respeitado terá sempre que "suar muito" — muitas vezes literalmente, tantas e tamanhas são as situações de tensão e ansiedade — e terá também, particularmente no nosso caso, de buscar subsídios em áreas e em ciências mais solidificadas e menos vulneráveis que a nossa.

Mas o que se pretende é que no bojo do próprio curso haja disciplinas teóricas e práticas, haja estágios supervisionados voltados para essa possibilidade profissional nascente que tem, a meu ver, dupla importância. Além de ser mais uma opção de atuação para o fonoaudiólogo, ela vem, em boa hora, ajudar a se iniciar o necessário processo de desmitificação do fonoaudiólogo como profissional que atua só ou primordialmente em clínica particular.

Estamos agora nos ligando diretamente a questões como o ensino público e gratuito e o sistema de saúde pública. E o curso — até então tido como "natural" — das coisas começa a se inverter.

Orientando atendentes e mães (em creches ou berçários), professores, orientadores e pais (em escolas primárias e pré-primárias) ou industriais e responsáveis (em indústrias onde a agressão auditiva é intensa e prolongada), o fonoaudiólogo hoje atua na erradicação de problemas emergentes e na prevenção de outros imprevisíveis mas altamente prováveis nas circunstâncias sócio-econômicas e político-culturais em que se inserem.

Atuando fora delas ele contribui para a diminuição da procura por clínicas particulares e por atendimentos individuais subsidiados pelos municípios ou por instituições.

Estando ligada a alunos e professores que sonham com a ampliação e atualização do nosso curso de Fonoaudiologia, envolvi-me bastante com a questão da prevenção.

O interesse particular pelo trabalho preventivo junto a escolas foi fomentado pelos inúmeros autores que li no último ano, movida por um inerente anseio de reciclagem e de renovação teórico-prática (Coudry e Possenti, 1983; Cagliari, 1984; Lemos, 1984; Smolka, 1988 e Sanfelice, 1988, entre outros).

Nessa época surgiu a imperdível oportunidade de desenvolver, com alunos do curso, um projeto de pesquisa que viria a ser um subprojeto do Projeto Experimental de Carreira Docente que a Universidade implantava e do qual passei a fazer parte em agosto de 1988.

Dentro do "projetão" da carreira docente alguns subprojetos, dentre eles o meu, procuravam subsídios que ajudassem a embasar solidamente o plano de reforma curricular do curso de Fonoaudiologia.

Quantas e quais seriam as disciplinas que precisariam — e poderiam — ser implantadas visando a atuação fonoaudiológica preventiva, considerando-se as peculiaridades sócio-econômicas e as prioridades da população que em maior número seria atingida pela Universidade, em clínica-escola, e pelos profissionais dela egressos, em sua atuação profissional?

Parecia-me que anteriormente a qualquer projeto de prevenção fonoaudiológica em escolas urgia conhecermos melhor nossas escolas primárias — como atuam frente às questões da oralidade e da escrita; o que consideram como "erros" na fala e na escrita; como vêem a relação trocas na fala-trocas na escrita; como reagem frente às hipóteses que a própria criança levanta ante a fala e a escrita; quais os critérios lingüísticos-comunicativos pelos quais uma alfabetização possa ser considerada bem-sucedida etc. etc. etc.

Ao mesmo tempo pretendíamos que elas conhecessem um pouco do tipo de orientação que poderíamos dar em relação a esses e outros aspectos. E que mostrassem o mais precisamente possível o que sabiam — e esperavam — da Fonoaudiologia como um todo e, mais especificamente, dos benefícios que preventivamente ela poderia trazer para alunos, professores e pais.

Sem que houvesse previamente algum nível de conhecimento mútuo, eu não conseguia enxergar a possibilidade de um plano de trabalho conjunto que pudesse, de alguma forma, beneficiar e satisfazer a ambos.

E, primordialmente, esperávamos que, embasando tudo isso, houvesse uma fundamental dose de motivação: é preciso que a escola saiba quem e como pode auxiliá-la, mas é imprescindível que haja nas escolas pessoas que, a despeito de tudo, ainda tenham esperança. E queiram mudar.

Em Sanfelice (1988, p. 37) encontramos Rodolfo Ilari atingindo centralmente essa questão: "O importante é entender que a grande mudança não virá nem das Universidades nem dos projetos dos lingüistas e dos pedagogos. Todas essas instâncias têm uma colaboração a dar, mas, se não estou enganado, essa colaboração, hoje, só pode servir para limpar o terreno. A mudança virá daqueles que vivem o ensino, não daqueles que especulam sobre ele. Virá de dentro".

Falar dos fracassos e insucessos da escola é, hoje, redundante e inócuo. Então a opção é investir nos indivíduos que — dentro dela — têm conseguido sobreviver ao casuísmo e à eternização do descaso, da negligência e do derrotismo.

Primeiros passos

A idéia inicial era atuar junto a nove escolas: três municipais, três estaduais e três particulares.

Porém, o fato de eu ser a única responsável pelo projeto, aliado à questão do prazo de apenas seis meses que eu teria para sua elaboração, aplicação e conclusão implicaram pequenas alterações nos planos.

Optei então pelos que me pareceram ser os dois extremos da nossa realidade sócio-educacional e que, eu esperava, poderiam fornecer dados mais abrangentes e que retratassem o mais fielmente possível a nossa realidade local: limitei-me a atuar junto a três escolas particulares e três estaduais.

Do projeto, intitulado "A atuação do fonoaudiólogo junto a professores de crianças com dificuldades na alfabetização", tomaram parte três alunas de terceiro e três de quarto ano, escolhidas ou pelo conhecido e manifesto interesse pelo assunto ou por já terem, em outras ocasiões, demonstrado "inclinação para a ciência", senso crítico, intuição e, acima de tudo, interesse e condição de contribuir para que a Fonoaudiologia cada vez mais se solidifique e se imponha como ciência.

Elas subdividiram-se em três grupos de duas e cada um desses subgrupos responsabilizou-se por uma escola particular e uma pública. Portavam uma carta, assinada por mim e pela coordenadora do Departamento, apresentando-as como membros do projeto.

Das escolas particulares escolhidas duas são, segundo as próprias professoras entrevistadas, freqüentadas por crianças de classe média alta e alta (e que serão aqui escolas A e B) e uma delas por crianças de classe média alta (Escola C). Duas são ligadas a entidades religiosas (A e C) e consideradas "tradicionais", e a outra é tida como sendo mais de vanguarda (B).

Esses dois fatores — população que freqüenta e maior ou menor autonomia político-religiosa — nos pareceram relevantes considerando-se os objetivos que pretendíamos alcançar.

Das escolas estaduais uma é situada no centro da cidade e atende a uma população de classe média e média baixa que, muitas vezes, optou por ela pela facilidade de acesso embora eventualmente estando ciente da situação da nossa escola pública estadual de hoje (Escola A').

106

A segunda escola é de um bairro classe média baixa constituída basicamente por operários e onde há um grande conjunto habitacional financiado pelo extinto BNH, onde inclusive se ouviu o caso de um aluno ter agredido a professora (Escola B').

E a terceira escola pública escolhida foi a de um bairro de periferia, considerado dos mais carentes da cidade, onde pequenas e inacabadas casas de alvenaria coexistem com barracos e nem todas (ou poucas?) ruas são asfaltadas.

É freqüentada, em sua grande maioria, por filhos de subempregados, de mães solteiras, de prostitutas e de desempregados. Os índices de evasão e de reprovação, é claro, são altíssimos (Escola C').

Aqui soubemos de crianças alcoólatras e de crianças que andam armadas ou portando drogas.

As poucas benfeitorias que a escola tem conseguido ultimamente — como reforço nos muros e nas grades "para dar segurança e impedir que as crianças fujam" — têm vindo da A.P.M.

Estávamos, como pretendíamos, frente a frente com as escolas onde, quem sabe, um dia implantaríamos uma "rede" de serviços de Fonoaudiologia Preventiva.

Gostaria de deixar bem clara aqui a intenção (ou a pretensão?) de propor uma conduta oposta à que, muitas vezes, me parece que predomina entre muitos dos nossos profissionais.

Que saiamos a campo, como forma de conhecer a área e de "dominar esse terreno" para que aí então, com conhecimento de causa, com direito e com autoridade, possamos exigir reconhecimento oficial e legalidade para essa forma de atuação fonoaudiológica.

Até porque não é com decretos que se legitima um campo de atuação. Decretos podem assegurar contratações e empregos, mas não conferem respeito profissional.

Fonoaudiologia — que coincidentemente rima com Economia — também não se resolve com decretos (e nem com portarias, para completar a rima).

E, creio eu, a abertura e o domínio de um novo campo de atuação só se fazem com conhecimento sobre a área e com a demonstração de "habilidades" que interessam a essa área.

É enorme a diferença entre conseguir emprego e dar contribuição; entre estar empregado e ser desejado e útil.

E o que eu espero é que formemos — para essa área que me parece tão promissora — profissionais que sejam efetivamente esperados.

Mas, por mais potentes que sejam nossos pulmões, certamente não conseguiremos que nossas vozes cheguem, das salas de aula, até lá. Temos de falar (e agir) diretamente lá.

O veículo

Elaboramos vinte e sete questões, sendo vinte e seis teórico-práticas e uma eminentemente prática, pedindo às entrevistadas que analisassem uma pequena amostra de "erros" que comumente são cometidos por crianças nas fases iniciais da escrita. A idéia era que as questões servissem meramente para guiar a entrevista e não fazer do questionário impresso uma condição para realização da "entrevista".

Que fosse uma conversa sem tempo delimitado, o mais informal possível e que houvesse a possibilidade de a conversa-entrevista ser gravada se a dupla responsável assim o desejasse, já que isso facilitaria bastante o nosso trabalho, além de liberar as entrevistadoras da necessidade de anotações.

Anteriormente ao questionário colhia-se uma série de dados sobre as entrevistadas — idade, tempo de formada, experiência de magistério e, especificamente, com a alfabetização etc.

Obviamente deixava-se claro e assegurado que a identidade de ambos — professor e escola — seria totalmente resguardada.

Em linhas gerais o questionário abrangeu os seguintes aspectos:
1. De que profissionais — psicólogo, pedagogo, fonoaudiólogo etc. — a escola recebe assessoria e de que forma isso é feito.

O que a escola conhece sobre Fonoaudiologia é "como ela pensava" a relação fonoaudiologia x escola primária.

2. Qual a "filosofia da escola" no tocante à alfabetização: como e quando uma criança deve ser alfabetizada; quando e por que ela é reprovada e de que fatores depende uma alfabetização bem-sucedida.

E, fundamentalmente, que providências são tomadas com as crianças que por alguma razão tiveram "problemas" no processo de alfabetização.

3. Como a escola considera a oralidade e a escrita: o que são "erros" da escrita? E da fala? Quais as condutas da escola diante deles?

Os explícitos e os implícitos

As escolas começam a falar e a dizer

Deixarei para outra ocasião a análise dos itens 2 e 3 enfocados no nosso questionário, atendo-me aqui apenas ao 1, uma vez que ele me parece mais abrangente e — nesse momento — mais emergente, até porque do trato que a ele for dado dependerão, em grande parte, a viabilização e a necessidade de uma consideração aprofundada dos outros dois, como espero demonstrar aqui.

Escola A

A entrevista foi marcada com uma das orientadoras pedagógicas da escola e foi feita com uma das professoras de 1ª série que respondeu às questões com segurança e objetividade, sem se preocupar com o fato de estar sendo gravada e sem a pretensão de mostrar um "serviço perfeito". Ela interessou-se pelo projeto e impressionou muito positivamente as entrevistadoras.

As crianças estavam em horário de aula de artes enquanto a professora nos atendeu.

Escola B

Não se conseguiu marcar a entrevista por telefone, já que sempre que se ligava a coordenadora "estava em reunião". Indo lá pessoalmente finalmente conseguiu-se falar com ela que — para confirmar a possibilidade de a entrevista ocorrer — recorreu à direção.

Foi dado um "horário provável" para a entrevista, que seria em final de período, num dia de reunião de professores mas pediuse às alunas que telefonassem para confirmar. Houve vários entraves até que a coordenadora pediu o questionário por escrito para que uma professora o respondesse a sós e por escrito. Explicada a impossibilidade disso, dados os nossos objetivos, pediu-se que as alunas ligassem "na semana que vem", quando então "não foi possível" contatá-la por telefone.

Dias depois — já pensando em procurar outra escola — conseguimos marcar a entrevista. As alunas compareceram e aguardaram quase uma hora para serem atendidas.

Apresentaram-se duas professoras que, a despeito de todos os contratempos citados, mostraram-se seguras e disponíveis.

Escola C

Aqui também foram muitas as dificuldades encontradas até se conseguir a entrevista, que foi marcada para um intervalo entre as aulas, o que fez com que as entrevistadoras precisassem voltar lá num outro dia para concluí-la.

Foi feita com duas professoras porque uma "poderia esquecer alguma coisa" que a outra completaria.

Responderam de forma rápida e superficial "para não perder o lanche", recusando-se a se aprofundar ou a retomar questões passadas ("já falamos disso").

Passaram a impressão de tentar mostrar uma escola perfeita,

muitas vezes deixando de responder a certas questões porque "problemas assim não existem aqui".

Escola A'

A primeira entrevista foi marcada pelo diretor da escola que pediu às entrevistadoras que "fossem breves". Como os professores estavam em greve, a professora designada — para não trair a greve — foi arredia e superficial além do que podíamos aceitar.

Com o "esvaziamento" da greve — alguns professores haviam retornado às aulas — as entrevistadoras voltaram à escola e voltaram a procurar o diretor que, "atarefado" — não teve tempo nem de olhar para elas enquanto conversavam — voltou a pedir que "fossem breves".

A professora da primeira tentativa de entrevista foi novamente procurada mas disse que "estava muito atarefada" e que procurassem uma outra.

Sem recorrer ao diretor — elas agora já sabiam que "deveriam ser breves" — as entrevistadoras "procuraram pela escola" até encontrar outra professora.

Entrando nas classes — "Aqui é 1ª série?" — falaram com uma professora que se entusiasmou "pela causa" e marcou uma entrevista para uns dias depois.

No início dessa entrevista ela disse que algumas colegas haviam-na aconselhado a não responder às questões porque, segundo elas, as alunas (do projeto) haviam "falado mal" da greve.

Sem dúvida tínhamos chegado num momento politicamente delicado.

Ela recusou-se terminantemente a ser gravada e, ante as argumentações, dizia que não haveria problema algum em se fazer as anotações porque, se preciso, ela "ditaria as respostas".

No início da entrevista as crianças estavam na aula de educação física. Encerrada essa aula elas voltaram para a sala mas a professora prosseguiu com a entrevista ali mesmo.

Para "ilustrar" algumas questões ela chamava um ou outro aluno "analisando-o" ali mesmo, como no exemplo abaixo.

Episódio 1 — "Joãozinho, vem cá."
Episódio 2 — Joãozinho timidamente se aproxima
Episódio 3 — "Leia isso." (abrindo um livro)
Episódio 4 — Joãozinho "lê".
Episódio 5 — "Estão vendo? Esse é um que não tem condição de ser aprovado.
Pode sentar, Joãozinho."
Último Episódio — Joãozinho volta para a carteira.

Escola B'

As alunas dirigiram-se diretamente à escola e falaram com a diretora que, frente aos nossos objetivos, designou uma professora — de "fisionomia cansada", segundo as alunas — que estava desocupada. Ela pareceu ansiosa e preocupada em responder o que supunha que esperávamos como resposta. Mostrou estar, no momento, buscando novas alternativas de alfabetização frente aos freqüentes e inúmeros casos de reprovação. Disse estar estudando e pesquisando bastante, tentando sair do "trabalho tradicional", dizendo porém que "não há como seguir somente a linha da Emília Ferreiro" e que, então, "ela estava fazendo uma mescla" desse trabalho com o tradicional. Terminado o intervalo as crianças ficaram no pátio enquanto a professora nos atendia.

Escola C'

Aqui as entrevistadoras foram, literalmente, "sorvidas" tanto pela diretora — que pareceu esperar que iniciássemos imediatamente um trabalho de assessoria e orientação — como pela professora que concedeu a entrevista.

Ela é professora e coordenadora do CB (Ciclo Básico) — num período — e professora da 4ª série no outro. Pareceu sedenta de orientação e ajuda — qualquer tipo de ajuda.

Foi bastante informal, criticando e responsabilizando "o governo" pela atual situação do ensino público. Esteve confusa e contraditória em vários momentos.

Falou no "método" da Emília Ferreiro, que vinham tentando introduzir na escola, mas disse que só uma professora havia optado por ele; as outras "preferiram ficar no tradicional mesmo".

Durante parte da entrevista — que foi na biblioteca — as crianças ficaram sozinhas na classe.

Surgem as primeiras formas

Com todas as diferenças que há entre elas — que são, em termos sócio-econômicos, os nossos dois extremos — as escolas A e C' foram as que melhor e mais prontamente nos receberam, a grande diferença ficando por conta do grau de necessidade: em A a assessoria da fonoaudióloga seria um recurso a mais; em C' precisa-se de uma fonoaudióloga como precisa-se de quase tudo. A ajuda que vier será bem-vinda.

A professora A conhece um pouco sobre o trabalho da Fono, mas a vê como sendo necessária lá, especialmente para auxiliar nos casos de trocas de grafemas, que são os que ocorrem com mais freqüência na escola. Ela tem contato com as fonoaudiólogas que, em clínica particular, atendem crianças da escola e que eventualmente vão à escola para discutir os casos. Ela acredita que não seja preciso uma fonoaudióloga na escola em tempo integral; que um trabalho de assessoria fonoaudiológica seria suficiente, e sugere a realização de cursos, permanentemente, visando esclarecê-las mais e melhor a esse respeito.

A professora C' sabe que existe a clínica de fonoaudiologia da PUCC, para onde ela já encaminhou algumas crianças, embora não tendo "acompanhado os casos".

Ansiosa e confusa, ela demonstrou total carência — de ajuda, de orientação e de apoio, seja de uma fono, seja de quem for.

Em relação aos problemas fonoaudiológicos que surgem, ela inicialmente "tenta corrigir o defeito" e, se não conseguir, encaminha.

Ali, seguramente, uma fonoaudióloga é necessária mas essa necessidade está diluída entre tantas outras, muitas delas maiores e mais urgentes.

Ela acredita que um trabalho permanente entre a Fonoaudiologia e a escola seria mais produtivo do que meros encaminhamentos.

Num local de carência total, fomos surpreendidas por uma pessoa que ainda tem esperanças: que quer saber, quer aprender mais. Que intui. Que quer ser ajudada. Por quem quiser ajudar.

A direção das escolas C e A' também teve uma conduta em alguns aspectos semelhante (e, diferentemente das escolas anteriores, A e C', as duas, embora sendo uma particular e outra estadual, atendem a uma população de nível sócio-econômico muitas vezes bastante semelhante).

Ao mesmo tempo que elas, muitas vezes, pareciam estar dizendo que precisavam pouco de uma fonoaudióloga, agiam de forma que mostrava que precisavam — e muito: só que não sabem disso.

Em relação à atuação da fonoaudióloga na escola C, quem faz os encaminhamentos é a psicóloga e as professoras acham que a fonoaudióloga é responsável pela correção de "trocas de letras".

A professora A' diz que já encaminhou casos para a PUCC, "há tanto tempo que nem se lembra mais e que até pagou ônibus pra uma criança".

Ela acha que a fonoaudióloga ajuda muito "porque quando a criança fala errado ela escreve errado" e que "melhor que encaminhar pra fono é ter fono na escola".

Segundo a escola B, a fonoaudióloga ajuda em casos de crianças "com problemas de troca, de dificuldade de discriminação auditiva, dificuldade de fala e troca de sons".

Como em A, aqui também as fonoaudiólogas que, em clínica particular, atendem crianças da escola, costumam ir até lá discutir os casos com as professoras.

Segundo uma das professoras ela encaminha uma criança quando dentro do processo normal ela apresenta alguma dificuldade "porque se isso ocorre alguma coisa está errada, uma vez que atenção é dada igualmente para todas".

Já a escola B' acha que a fonoaudióloga ajudaria em casos em que "a criança tem vergonha de falar perante os colegas devido ao problema de trocar as letras... a fono vai desinibir a criança porque isso não é uma doença; tem que corrigir".

Segundo a professora, uma profissional na escola seria bom para que a criança fosse "encaminhada direto da classe para a fono".

Então, nas escolas entrevistadas, o que se conhece sobre fonoaudiologia — além do trabalho com gagueira — é o que é desenvolvido em relação às trocas de fonemas ou grafemas.

Praticamente nada mais é sabido sobre o trabalho fonoaudiológico clínico e apenas as escolas A e C' vislumbram a possibilidade de um trabalho preventivo — assessoria e/ou cursos (independente de "crianças-problemas") sistematicamente, como forma de evitar o aparecimento de problemas — no caso de A — e "discussões entre professores e fonoaudióloga, seria bem mais produtivo do que simples encaminhamentos para atendimento" — em C'.

Encontramos semelhanças inesperadas (entre A e C' especialmente) e semelhanças previsíveis, dadas as características sócio-políticas de ambos (C e A').

Mas — é claro — encontramos também diferenças grandes entre as escolas enfocadas.

E em relação a essas, além das mais óbvias — relacionadas ao nível sócio-econômico cultural — o que fundamentalmente distinguiu a escola particular da estadual é a questão do patrão próximo-patrão distante, que seguramente explica a tranqüilidade da professora C' ao responsabilizar e criticar "o governo", bem como os entraves acontecidos em B e a intenção de mostrar "um mar de rosas" de C.

"Que caos é o ensino", diz Cagliari (1984, p. 79). E estivemos bem perto desse caos, que algumas vezes foi maior do que esperávamos, mas outras vezes nos surpreendemos positivamente.

Que a escola precisa — também — da Fonoaudiologia não há dúvida: só que ela ou não sabe disso (como C e A') ou até presume, mas não sabe como conseguir (B' e C').

Por que é preciso

Não vou, aqui, me aprofundar na questão das atividades que uma fonoaudióloga poderia — preventivamente — desenvolver nas escolas uma vez tendo chegado lá, até porque sei de colegas que o têm feito há mais tempo e que, portanto, podem falar sobre isso com mais autoridade que eu.

O que me preocupa é ver que, se hoje já sabemos muita coisa sobre como atuar nas escolas, nos falta plano, bem articulado, nos auxiliando a fazê-lo em "volume" considerável e não em um ou outro caso isolado.

Sugiro que os que se interessam pelo assunto — ou aqueles que direta ou indiretamente se relacionam com a área — pensem num esquema forte e organizado que ligue mais prontamente o fonoaudiólogo às escolas para, assim, assegurar esse campo de atuação.

As secretarias de ensino — municipais e estaduais — e a direção das escolas particulares poderiam ser as metas dos interessados.

Não tenho dúvida de que temos material humano em condições de fazê-lo. Pelo menos em Campinas — que é só de onde posso falar — há alunos e professores com interesse e condições.

Só precisamos — juntos — pensar em como fazê-lo de forma dirigida e eficiente.

Que a Fonoaudiologia cresceu e se desenvolveu nós sabemos. Agora é preciso que outros o saibam.

E fazer esse trabalho de "vendedor do próprio peixe" talvez seja um dos preços que tenhamos de pagar por termos optado por uma profissão pouco conhecida e ainda por cima de nome complicado.

Hoje já há um germe de trabalho preventivo nas escolas. Algumas o desejam (A); outras o intuem (C') e outras o interpretam erroneamente, como A' e B', sendo que, de acordo com esta última, "tendo fono na escola o aluno iria direto da classe para a fono".

A introdução de disciplinas que enfoquem a prevenção deve não só instrumentar como também — e fundamentalmente — levar o fonoaudiólogo a mostrar a essa professora que queremos estar nas escolas justamente para que os alunos não precisem "ir direto" para sala nenhuma.

Ou para podermos discutir com as professoras C a propriedade e a validade de se fazer ditados com "l" velar, ex.: sal, animal (como português lusitano e como certos dialetos gaúchos) — e que, certamente, não são ouvidos pelas crianças em nenhum outro lugar além dos ditados que ela faz.

E, se hoje já temos roteiros e planos de atuação nas escolas, parece-me que há uma questão que não pode ser desconsiderada:

na rede municipal não só em Campinas mas em outras cidades da região já há um trabalho considerável nessa área.

Político-geograficamente isso talvez se explique pela proximidade maior entre os dirigentes e a população que, ao precisar reivindicar, tem a quem fazê-lo: — o "patrão" está perto. Na rede estadual o "patrão" está distante e inatingível. Pode até — em pequenos grupos — ser criticado sem medo. Se ele não ajuda também não demite facilmente.

Na escola particular o pagamento faz com que haja uma "obrigação maior" para com os pais (como se as escolas municipais e estaduais também não estivessem sendo pagas pela população). Lá o patrão "cobra" do professor-operário e demite se não estiver satisfeito. E os professores que entrevistamos demonstraram plena consciência disso.

A USP, a UNICAMP e a UNESP vêm atuando no desenvolvimento de um projeto junto a educadores dos 1º e 2º graus das escolas públicas (e Sanfelice [1988] é uma excelente referência bibliográfica para os interessados no assunto).

E as diretrizes da implantação definitiva do Projeto de Carreira Docente na PUCCamp poderão também nos levar a atuar — via projetos de pesquisa, de extensão ou de capacitação — em várias instituições, entre elas a escola.

Um (sub)projeto como esse aqui mencionado (e outros que sei em andamento) precisa ter continuidade sob pena de inutilizar-se por completo, até porque ele retrata um momento sócio-político que amanhã não será mais o mesmo. E perdê-lo seria altamente lamentável frente aos dados positivos, encorajadores e, principalmente, promissores que levantamos.

É claro que fará muito mais sentido em A, B ou C dizer às professoras que, se muitas vezes o aluno "escreve como fala", ele pode também passar a "escrever como vê": que algumas regras do português são introjetadas via hábito de leitura. Que "chácara" se escreve com "ch" e "xícara" com "x" — por exemplo — se aprende e se "grava" lendo, vendo a forma escrita.

Em A', B' e C' serão outros os problemas maiores e mais freqüentes. Não será fácil desenvolver, nas crianças dessas escolas, "motivação pela leitura".

Mas, se por um lado essas crianças muitas vezes vão à escola pela merenda, pulando o muro e fugindo após tê-la comido, encontramos, em C' por exemplo, um nível de reflexão próprio, gerado por essa mesma e absoluta carência.

Lá encontramos uma professora que questiona a validade do rigor nas correções e mesmo na disciplina — com base em "padrões classe média" — e que acabam contribuindo para afastar mais ainda a criança da escola. E que pensa que num contexto sócio-econômico tão próprio os critérios de julgamento e correção também devem sê-lo.

Temos muito que aprender numa área que dá os primeiros passos, de uma ciência que tem em torno de vinte anos. E isso se faz — inclusive — com prática e com troca de experiências.

Mas para haver troca de experiências é preciso que um número razoável de profissionais as esteja tendo.

Os itens 2 e 3 do projeto eu desenvolverei em outra oportunidade, como já disse. E gostaria de poder fazer isso com "os verbos no presente", apoiada em fatos que à época — com a continuidade desse e de outros projetos em andamento — estariam me redirecionando.

Na verdade, a exposição e análise aprofundada de tais itens só fará real sentido se, uma vez constatadas e comprovadas as necessidades e a "carência fonoaudiológica" das nossas escolas (o que, em parte, eu espero ter demonstrado aqui), pudermos fazer alguma coisa. Porque, se não buscarmos e, principalmente, se não conseguirmos meios eficazes de atuação, de nada terá valido tudo isso.

O que eu gostaria é de poder iniciar o semestre convocando mais seis alunas (três de segundo e três de terceiro ano), já que, das "minhas" seis antigas, três estão se formando.

Com essas nove, eu aplicaria o (mesmo) questionário em três escolas municipais escolhidas à época.

Feito isso, analisaríamos os dados colhidos e — numa segunda etapa — passaríamos a atuar nas nove escolas: assistindo às aulas, participando de reuniões e da elaboração de planejamentos, corrigindo provas com os professores e oferecendo-lhes cursos, para assim atingirmos alunos e pais.

E numa terceira etapa analisaríamos os frutos colhidos com a adoção das nossas sugestões para então podermos deixar implantado em definitivo nessas (e quem sabe em outras) escolas um serviço de Fonoaudiologia Preventiva da PUCCamp.

Essa medida — aliada às de outros colegas — levaria à nossa penetração definitiva na rede escolar de Campinas (e talvez da região).

Referências Bibliográficas

BRITO, P. L. "Em Terra de Surdos-Mudos (um estudo sobre as condições de produção de textos escolares)". *Trabalhos em Lingüística Aplicada*, IEL, Unicamp/Funcamp, 1983, 2, 149-165.

CAGLIARI, L. C. "Leitura e Alfabetização". *Cadernos de Estudos Lingüísticos*, IEL, Unicamp/Funcamp, 1982, 3, 6-20.

CAGLIARI, L. C. "Fonética e Alfabetização". Texto mimeografado.

COUDRY, M. I. H. e POSSENTI, S. "Avaliar Discursos Patológicos". *Cadernos de Estudos Lingüísticos*, IEL, Unicamp, 1983, 5, 99-109.

COUDRY, M. I. H. e SCARPA, E. M. "De Como a Avaliação de Linguagem Contribui para Inaugurar ou Sistematizar o Déficit". *Cadernos Distúrbios da Comunicação*. Série Linguagem, PUC, SP, 1985, 2, 117-134.

FRANCHI, E. "Crianças Sem Linguagem e Sem Imaginação?". Texto mimeografado.

GERALDI, J. W. "O Texto na Sala de Aula", Cascavel, ASSOESTE, 1984.

SABINSON, M. L. T. M. "A Criança e a Alfabetização: Ler não é Decodificar". *Trabalhos em Lingüística Aplicada*, IEL, Unicamp/Funcamp, 1983, 2, 31-49.

SANFELICE, J. L. *A Universidade e o Ensino de 1? e 2? Graus*. Campinas, Papirus, 1988.

SEMINÁRIO MULTIDISCIPLINAR DE ALFABETIZAÇÃO, Brasília: INEP, 1984.

SMOLKA, A. L. B. *A Criança na Fase Inicial da Escrita: A Alfabetização como Processo Discursivo*. Campinas, Editora da Unicamp, 1988.

UM DIA DA CAÇA, OUTRO...

Beatriz Leonel Scavazza

A Fonoaudiologia tem se colocado como uma ciência que através de "ações preventivas" poderia colaborar com a escola na diminuição do fracasso escolar. Como especialista em linguagem ou em problemas de linguagem, o fonoaudiólogo tem assumido uma postura em que o seu saber técnico-científico-específico é usado para detectar, tratar e, inclusive, prever/prevenir problemas de linguagem. Tais problemas têm sido apontados como uma das principais causas das dificuldades escolares enfrentadas por algumas crianças, principalmente aquelas provenientes da classe trabalhadora.

Na maioria das vezes com uma abordagem assistencialista, o fonoaudiólogo chega à escola propondo e executando programas de intervenção que envolvem o desenvolvimento de atividades de estimulação da linguagem oral e escrita, treino ortográfico, orientação ao professor, entre outras.

A linguagem, objeto de trabalho do professor para ensino-aprendizagem e do fonoaudiólogo para ser tratada e chegar a um padrão, torna-se a personagem principal desta história, assumindo o papel de protagonista/antagonista numa relação de complementaridade entre professor e fonoaudiólogo, entre escola e Fonoaudiologia.

Assim, dentro do sistema hierárquico da escola que, através de suas normas e regras, estabelece níveis de poder que se efetuam numa direção de cima para baixo; que define — pela delegação da

119

autoridade em cada nível — mecanismos de supervisão, inspeção e controle, aparece uma nova instância de poder não tão nova — e de saber — a do fonoaudiólogo, que, seguindo os princípios de racionalização do sistema, orienta, planeja, organiza, enfim, controla o trabalho do professor e o do aluno, dentro da sua especificidade, ou seja, na área de linguagem. A linguagem, que, no entanto, não se apresenta como tal, mas como "problemas e dificuldades", como algo a ser adquirido, que não se tem. A linguagem da escola, já controlada, passa a ser controlada também em seus possíveis desvios.

Na realidade, a posse desse saber — o saber específico do especialista — assegura o exercício de um poder que, por sua vez, é legitimado pela força que o conhecimento científico exerce em nossa sociedade. Estabelece-se uma prática em que saber e poder se mantêm mutuamente reforçando a necessidade do perito, justificando sua inserção e sua posição no sistema hierárquico da escola.

Este perito, com sua tecnologia específica, vem atender às necessidades colocadas pelo valor econômico da educação e de como o investimento em instrução poderia gerar mais lucro. Pelo processo produtivo, a partir do surgimento do fenômeno da concorrência entre os capitais, surge a necessidade de especialistas. Se, no início do modo de produção capitalista a produtividade estava ligada à grande quantidade de força de trabalho alocada, hoje, essa medida reflete a necessidade de uma quantidade menor de trabalhadores, que, no entanto, são mais "qualificados". Ao nível das instituições escolares, isto redunda em um fato novo, que é "a transformação ou a extensão do fenômeno da concorrência entre os capitais para o interior do mercado de força de trabalho" (Arapiraca, 1982, p. 54), implicando uma diferenciação entre os trabalhadores mais e os menos qualificados, ou seja, entre os mais e os menos escolarizados. O especialista, a partir de uma racionalidade aplicada ao processo lucrativo, corresponde, principalmente nas escolas particulares, não só à modernização mas essencialmente à menor ocupação da força de trabalho, no caso a do professor, pois a ele cabe o papel de prever e ordenar, colaborando na identificação dos indivíduos com ou sem possibilidade de qualificação. Para a escola, o especialista significa maior lucro pela menor ocupação de força de trabalho, ao mesmo tempo que passa a vender uma imagem de eficiência e de competência na resolução de seus problemas por um corpo técnico especializado.

Na Fonoaudiologia, o caráter preventivo e, principalmente, específico sobre a área da linguagem se adapta às transformações nas relações de trabalho surgidas com a tentativa de implantação do modelo de desenvolvimento tecnológico. Além disso, por estar vinculada a uma área de problemas, tem o seu papel determinado na triagem e seleção de indivíduos: com e sem problemas, mais e menos capazes.

Começa então a tomar corpo no interior das instituições educacionais um "modelo" de atuação do fonoaudiólogo em educação determinado, por um lado, pela natureza das propostas desenvolvidas pelo fonoaudiólogo na escola e, por outro, pelas necessidades colocadas pela própria escola. Apesar de as propostas de trabalho terem um cunho de assessoria com o objetivo de se chegar a uma compreensão dos problemas de sala de aula relativos ao ensino de língua materna, o que de fato ocorre é a transferência, para a escola, das propostas desenvolvidas pelo fonoaudiólogo, na clínica. Mas não ocorre apenas a transferência de um modelo de trabalho desenvolvido na clínica para a escola; essa transferência assume mais um caráter de complementaridade entre escola/linguagem/fonoaudiologia.

O fonoaudiólogo passa a ser um dos especialistas que, com sua técnica científica, são capazes de restabelecer o equilíbrio da escola. Mediante uma prática investida da perspectiva clínica, detecta os indivíduos que fogem à norma social e atrapalham o desenvolvimento do processo pedagógico; sugere e aplica procedimentos para "enquadrá-los" ao sistema; promove a eliminação do corpo-doente através de ações preventivas ou, se necessário, transforma-o em corposadio através de ações "curativas". Na realidade, Fonoaudiologia e Escola, através da linguagem, tornam-se complementares: a ação da primeira justifica-se pela presença, na escola, de indivíduos-doentes com problemas de linguagem que impedem ou prejudicam o trabalho pedagógico; esta isenta a segunda de buscar em si própria os motivos que acarretam o fracasso das crianças consideradas doentes. São os alunos/professores que estão doentes; são os corpos que precisam ser tratados. A doença — problemas de linguagem — fica, assim, isolada e circunscrita para que possa ser controlada. A instituição-escola e a instituição-linguagem, através da Fonoaudiologia, se complementam para exercer o que Foucault (1986) chamou de controle disciplinar.

São as modificações no processo produtivo, advindas da implantação de estratégias racionalistas e modernizantes para atender ao fenômeno da concorrência e que determina o tipo de qualificação técnica necessária a este processo, que imprimem à escola uma organização peculiar, de forma a produzir indivíduos com as características necessárias para este sistema, no caso características lingüísticas. Isto tem significado que à escola tem sido dada uma das formas de preparar os indivíduos para atender ao sistema. É nessa escola — uma escola comprometida com o sistema capitalista — que o campo de trabalho da Fonoaudiologia encontra terreno fértil, *pela* e *com* a linguagem. Vista como uma área de aplicação de uma ciência, a Fonoaudiologia reitera, através das técnicas, as ligações da ciência da linguagem sob a razão técnica com esse mesmo sistema, nessa escola. Nessa escola, que atende à demanda do sistema, insere-se o trabalho do fonoaudiólogo, promovendo os ajustes necessários na qualificação da força de trabalho e que tem se utilizado da linguagem para este controle. Com essa escola, a Fonoaudiologia tem estabelecido um acordo sobre os problemas de linguagem. Problemas de linguagem: ponto comum entre Escola e Fonoaudiologia. Para uma e outra, a justificativa para os seus papéis na sociedade.

De acordo com a dinâmica do sistema, essa escola como um todo e, mais especificamente a escola pública, parece que sempre tem se encontrado em crise, principalmente na área de linguagem. No entanto, essa crise — ou de alfabetização, ou de língua materna — tem refletido em seus números de fracasso e sucesso os ajustes necessários do sistema em relação à mão-de-obra, regulando-os de acordo com o aumento da produtividade. Tanto que não se tem analfabetos, mas grupos sociais analfabetos, e situar esses grupos em relação à divisão da força de trabalho representa uma outra postura sobre as condições de acesso à escrita e o que tem sido o analfabeto e o semi-alfabetizado no Brasil.

Entendida desta forma, a crise da escola pode assumir outro sentido: não estamos diante de uma escola que se mostra incompetente para educar as classes trabalhadoras e que tem fracassado no ensino de língua. Estamos diante de uma escola que, fazendo parte de uma sociedade organizada em função das relações de produção, pretende justificar essa estrutura "fabricando" indivíduos que aceitem docilmente sua posição social, ou a divisão social do trabalho já estabelecida. E nada melhor do que se utilizar das técnicas de linguagem para essa docilização, desde que se assuma a concepção de uma língua como instrumento de comunicação.

A concepção de instrumentalização pela e com a linguagem passa a ser uma técnica, que se justifica para que o indivíduo não se perceba na linguagem; para que dela e com ela não tenha consciência, distanciando-se dela cada vez mais em um processo de auto-alienação lingüística.

Como formas de controle social, a escola e a linguagem fabricam os números do fracasso escolar em um sistema em que a educação é um investimento na sociedade e não no indivíduo, que é transformado, por isso, de força de trabalho em um produto lucrativo para garantir a produtividade. Para se eximir de responsabilidade diante do fracasso, a escola tem concentrado suas justificativas principalmente nas características lingüísticas individuais dos alunos, atitude que tem encontrado suporte científico.

Na década de 60, as posições baseadas na psicologia do indivíduo, que contemplavam a mensuração de aptidões e habilidades através de instrumentos considerados científicos, objetivos e neutros, que legitimavam as desigualdades e as diferenças individuais, naturais e/ou sociais, se tornaram a explicação para o bom ou mau desempenho escolar dos alunos. Privilegiava-se o indivíduo no sistema ou as diferenças lingüísticas entre os indivíduos de origem social distinta. Centrando-se nesses pressupostos, reforçava-se, pela língua, o direcionamento do poder disciplinar sobre o indivíduo, em virtude das próprias diferenças, quando, na realidade, se tratava de um julgamento de sua classe.

A partir da década de 70, não se exime a escola desse fracasso, que busca nas diferenças de linguagem a sua justificativa para a inadequação entre aluno-escola. Não importam tanto os enfoques que têm sido dados a essa relação — escola e linguagem —, mas é fundamental que se coloque que o que tem sido marcante é a comparação, por carência ou diferenças ou adequações, com um referencial lingüístico dominante.

Por essa ótica, têm sido muitos os fracassos da língua da escola, que têm decorrido ora da falta de condições de seus alunos, ora de seus professores-trabalhadores em participar do processo de ensino-aprendizagem, ora de ambos, em uma seqüência de culpas, onde os valores do fracasso são equivalentes. Em outras palavras, são os alunos que apresentam falhas, lacunas, problemas de linguagem que dificultam ou impedem o seu rendimento escolar, ou são os professores que são considerados incapazes e despreparados para resolvê-los.

Portanto, dentre as falhas apontadas como fatores interferentes no rendimento escolar, têm assumido um papel de destaque os chamados "problemas de linguagem". Por quê? Porque a escrita, reconhecida como a linguagem da escola, está associada a uma variedade lingüística que a escola usa e quer ver usada, porque corresponde a determinado tipo de linguagem — a língua-padrão — que está diretamente ligada ao poder. Como a escola — e a sociedade que ela representa — necessita e exige uma padronização de comportamento — no caso, lingüístico —, para exercer o controle sobre os indivíduos, tem se utilizado de um artifício lingüístico que justifica a existência dos desvios da padronização desejada, ou seja, dos problemas de linguagem: a escola exige o uso de uma variedade lingüística — a língua-padrão — sendo este relacionado apenas com os produtos do falante. É no julgamento desse produto que a escola se baseia para aferir o domínio lingüístico de seus alunos-falantes.

123

Não considera, portanto, como coloca Rossi-Landi (1985, p. 91), "o fato de que algumas pessoas que 'falam mal', 'conhecem pouco a língua', 'não conseguem se expressar de forma convincente' e assim por diante, possam estar em condições de compreender a fundo este ou aquele setor do trabalho lingüístico específico como produtor de valores lingüísticos de uso" — ou seja, o fato de os indivíduos não usarem determinada variedade lingüística — mais especificamente a língua-padrão — não significa que não conheçam e entendam essa variedade e, mesmo, que não possuam seu domínio lingüístico como a escola apregoa e quer.

No entanto, conforme diz Maurizzio Gnerre (1978, p. 2), "uma variedade lingüística 'vale' o que 'valem' na sociedade os seus falantes, isto é, vale como reflexo do poder e da autoridade que eles têm nas relações econômicas e sociais". Isto significa que a variedade lingüística utilizada pela classe que detém o poder — a língua-padrão e que está relacionada à escrita — é a que foi selecionada entre as outras variedades orais, de acordo com o poder de seus falantes. E, como a relação oral → escrita foi estabelecida em função dessa seleção, tem-se que as variedades que "não valem" ou que não foram selecionadas estão, conseqüentemente, mais distantes da língua escrita. A variedade escolhida predomina sobre as demais, constituindo-se em um sistema comunicativo que está associado a um patrimônio cultural, a um conjunto de crenças e valores aceitos e valorizados por esta classe e que são fixados na tradição escrita. O registro escrito reflete, historicamente, a luta de poder entre os grupos sociais usuários das diferentes variedades lingüísticas.

Desta forma, se as condições de acesso à escrita e à língua-padrão são precárias, porque dominadas por aqueles que detêm o poder, e que se utilizam de artifícios técnicos e lingüísticos, como a necessidade de padronização, com a finalidade de estabelecer um obstáculo ao seu domínio, isto não significa que os usuários de outras variedades lingüísticas estejam impedidos ou impossibilitados de compreender e usar a língua-padrão e a escrita. Não significa que não tenham o domínio lingüístico destas variedades, entendendo-se "domínio lingüístico" não mais como um produto. Por outro lado, apesar de a escrita ter surgido antes do sistema escolar, submetendo-se a esse sistema, perde o seu sentido histórico-social mais amplo, fazendo com que o acesso ao mundo da escrita seja cada vez mais controlado pelo poder desta e de outras instituições, que decidem a direção e o tipo de acesso à escrita permitido, privilegiando alguns em detrimento de outros.

Por isso, ter ou não acesso à escrita, fracassar ou não na aquisição do saber lingüístico escolar, na leitura e escrita é algo que,

124

aparentemente, está decidido pela escola enquanto instituição social, porque atende às necessidades do sistema no qual está inserida. A escola não é incompetente na educação das crianças das classes trabalhadoras. E também não é incompetente em ensinar a língua que ensina. Tanto é competente — na acepção de domínio de aplicação técnica — que tem se utilizado da própria língua que ensina para veicular a criação de problemas de linguagem de seus alunos. E também não são os problemas de linguagem destas crianças que justificam o seu fracasso escolar, como afirma Magda Soares (1986, p. 6):

> "Grande parte da responsabilidade por essa incompetência [da escola] deve ser atribuída a problemas de linguagem: o conflito entre a linguagem de uma escola fundamentalmente a serviço das classes privilegiadas, cujos padrões lingüísticos usa e quer ver usados, e a linguagem das camadas populares, que essa escola censura e estigmatiza, é uma das principais causas do fracasso dos alunos pertencentes a essas camadas, na aquisição do saber escolar".

Atribuir a causa do fracasso escolar das classes trabalhadoras ao conflito entre a norma padrão e as diferentes variedades lingüísticas, ou à incompetência da escola em lidar com este conflito, é dissimular o verdadeiro papel que esta instituição desempenha na sociedade: o de fabricar esse fracasso — para o que ela é extremamente competente —, reforçando e legitimando as desigualdades sociais. E, para tanto, procura mais uma vez localizar no indivíduo, na sua família, no seu contexto cultural, as falhas e, portanto, as causas deste fracasso. Diferenças lingüísticas, deficiências lingüísticas de origem sócio-cultural são entendidas como problemas de linguagem que prejudicam e impedem o rendimento escolar; a inadequação está na criança, não na sociedade, nem na escola.

De outro lado, a Fonoaudiologia/o fonoaudiólogo surge como um especialista em linguagem ou em problemas de linguagem. Com uma formação centrada no modelo médico, cuja preocupação está voltada para a dicotomia *saúde* (como sinônimo de normalidade) *versus doença* (desvios, distúrbios, patologias), o fonoaudiólogo desenvolve um trabalho clínico voltado para o diagnóstico, tratamento e prevenção de problemas. O indivíduo — ou partes dele — é analisado, avaliado isoladamente. A doença ou a saúde apresentam-se como fatos intrínsecos ao indivíduo, sem pressupor uma análise social destes aspectos. Este mesmo modelo de atuação é proposto para a escola, configurando-se um quadro institucional em que o indivíduo tem o corpo e a mente, afinal, sob controle.

125

A relação de complementaridade está, então, estabelecida: a escola que se volta para a *doença* — tem indivíduos "doentes", indivíduos com "problemas" — e que necessita fabricar essa *doença* para se justificar e justificar a própria *doença*, recebe o fonoaudiólogo com sua competência técnico-científica de especialista para diagnosticar/tratar/evitar a doença. Ou, de outra forma: a Fonoaudiologia voltada para a linguagem patológica e para detectar/tratar/prevenir problemas, encontra na crise/fracasso/doença da escola solo fértil para sua atuação. Assim, escola, linguagem e Fonoaudiologia tornam-se complementares institucionalmente, desde que a ação de uma se justifica pela/na ação da outra em seus aspectos formais. Exercem sua função de instrumentalizar ideologicamente o trabalhador, apropriando-se do seu trabalho lingüístico, através da introjeção — pela doença e pelo problema — da sua inferioridade em linguagem.

Tendo a doença como causa e justificativa, escola e Fonoaudiologia, juntas, passam a intervir junto aos alunos "problemáticos": se é verdade que o fracasso da escola está localizado na falta de condições que os alunos apresentam para o aprendizado ou, mais especificamente, nas diferenças, deficiências ou problemas de linguagem destes — sejam de origem "natural" ou social —, é preciso desenvolver uma ação para compensar ou corrigir as diferenças, deficiências e problemas destas crianças, para que o trabalho pedagógico não seja prejudicado. Isto é, para que a escola não fracasse ou, se fracassar, não seja por sua culpa — a responsabilidade do fracasso, da doença é do indivíduo, não da instituição.

Para tanto, a ação do fonoaudiólogo assume uma direção clara: *prevenção* — desenvolver propostas cujo objetivo é prevenir e, às vezes, remediar problemas de aprendizagem, principalmente no que se refere à aquisição da leitura e da escrita. A ação do fonoaudiólogo adquire um significado de ação social porque se orienta na escola pelas ações dos outros — professores, orientadores —, refletindo o respeito de terceiros pelo seu poder, influenciando a atividade destes. Nesse sentido, a sua ação social coaduna-se, enquanto organização e planejamento, com o fato de ser racional em relação aos fins e aos valores da escola e da língua.

Através de uma racionalização técnica, eficiente, que aumenta a produtividade do sistema, a ação do fonoaudiólogo na escola deixa de ser unicamente clínica referindo-se e orientando-se na direção de terceiros, promovendo ou criando condições para um melhor rendimento escolar.

Essa racionalização estrutura-se de uma forma que denuncia sua matriz no modelo médico, conforme demonstra o quadro a seguir:

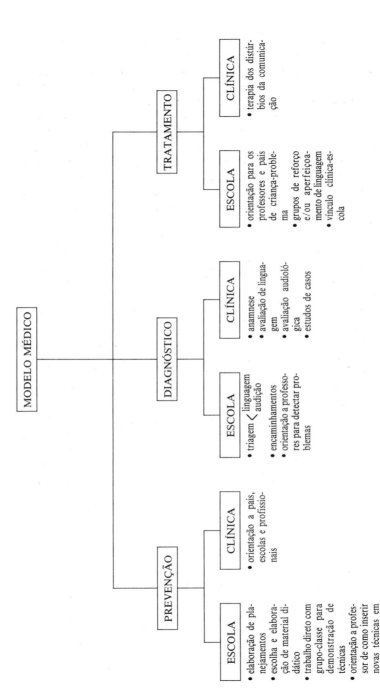

Elaborar planejamentos estabelecendo, por exemplo, uma seqüência adequada para a apresentação dos sons e letras no período de alfabetização, ou introduzindo atividades de discriminação auditiva para prevenir a troca de letras na escrita; elaborar material didático adequado ao treino ortográfico para facilitar o processo de fixação do código escrito; demonstrar para e treinar o professor na utilização de determinadas técnicas que facilitam a aquisição de sons/letras pelas crianças; ministrar palestras a pais e professores sobre o desenvolvimento da linguagem, suas etapas e fatores que podem interferir positiva/negativamente nesse processo — são atividades propostas e desenvolvidas pelo fonoaudiólogo na escola para *prevenir* problemas de linguagem/alfabetização.

Proceder à triagem de linguagem oral e/ou escrita, e de audição também, utilizando um instrumental científico e padronizado para separar/triar as crianças que não correspondem ao padrão esperado pela escola e pelo fonoaudiólogo usando sempre como referência o padrão lingüístico da classe dominante, ou seja, a norma-padrão; ou ainda, para separar aquelas crianças que apresentam "indícios", "sinais" ou "probabilidade" de futuros problemas como, por exemplo, uma discriminação auditiva "duvidosa" que possa acarretar futuramente troca de letras na escrita, sempre utilizando o seu conhecimento científico que permite, com os dados coletados, prever o funcionamento futuro; orientar professores a como detectar tais problemas ou identificar tais indícios — são atividades propostas e desenvolvidas pelo fonoaudiólogo na escola para diagnosticar, muitas vezes "precocemente", distúrbios, comportamentos, alterações que venham a causar problemas na alfabetização, ou então que justifiquem a presença de problemas de alfabetização. Na realidade, o objetivo é diagnosticar precocemente para se proceder a uma intervenção preventiva.

E finalmente tratar, que em muitos casos assume explicitamente o caráter de um trabalho terapêutico; em outros, o enfoque terapêutico é disfarçado na forma de uma intervenção preventiva. Assim, em casos cujos problemas são classificados pelo fonoaudiólogo como leves e que, portanto, não necessitam, ainda, de um encaminhamento para um tratamento clínico, ou em casos de crianças cujas características de linguagem não correspondem às expectativas da escola, ou seja, crianças que usam uma linguagem diferente da linguagem da escola, seria realizada uma atividade paralela de reforço ou uma estimulação (os chamados grupos de reforço, de aperfeiçoamento ou de estimulação) em áreas de linguagem consideradas deficitárias. Trata-se de um "tratamento preventivo"; ou traduzindo: propõe-se tratar de uma doença que não é doença e por isso não necessita de tratamento clínico mas que precisa de tratamento preventivo e, portanto, é doença — uma doença social.

Dentro deste quadro, através de suas ações ditas preventivas, o fonoaudiólogo assume o controle da doença ou dos problemas de linguagem que estão presentes na escola, configurando a doença da escola. Na medida em que sua compreensão dos problemas está sempre restrita e inerente ao indivíduo, a dimensão que atribui à prevenção acaba gerando situações e procedimentos que conduzem ao isolamento dos problemas, ao isolamento da doença. Desta forma, toda a ação preventiva do fonoaudiólogo se reveste de um caráter controlador e, mesmo, disciplinar dos indivíduos, que passam por "crivos" do especialista, detentor do poder e legitimador de padrões, capaz até de predizer e prever comportamentos.

Portanto, tanto para o fonoaudiólogo como para a escola, a doença assume um caráter impessoal e neutro que apresenta causas definidas, sintomas característicos e métodos de tratamento/prevenção padronizados, conseqüências escolares e extra-escolares — verdades estas a tal ponto estabelecidas que prescindem do doente real. A interferência de determinantes sociais na doença, e não apenas biológicos, tem revertido para sua confirmação e legitimação, em vez de contribuir para sua compreensão dentro de uma perspectiva mais ampla no contexto das relações sociais da sociedade capitalista.

Assim, mais do que prevenir a doença, a ação do fonoaudiólogo na escola, como a do professor em outra instância, contribui para o isolamento da doença, restringindo-a ao indivíduo, ficando o doente à mercê das determinações e cuidados deste perito e dos julgamentos e procedimentos escolares. É preciso isolar o *doente* e justificar a *doença*, mascarando-a técnica e cientificamente, para proteger o sistema, encobrindo suas contradições e seus conflitos.

O processo de criação da doença-problemas de linguagem está articulado a um conjunto de mecanismos sociais que ocorrem no cotidiano e que terminam por destituir o falante de seu papel de sujeito ativo e produtor de sua linguagem, reduzindo-o a um simples repetidor e decodificador de uma língua pronta que lhe é imposta.

A voz do falante-doente não é ouvida.

O falante-doente constitui uma ameaça ao sistema e, portanto, é necessário neutralizá-lo, sedá-lo, aprisioná-lo, isolá-lo, enfim, é preciso tirar-lhe a voz, cassar *sua* palavra.

Por isso, juntos, Fonoaudiologia e escola, com e pela linguagem, estabelecem um processo de caça às bruxas, de caça aos doentes da língua — uma língua que não têm —, de identificação e isolamento da doença — doença-problemas de linguagem. Porque, uma vez localizados, separados, isolados, doentes e doença estarão controlados. Esta é uma caçada em que os caçadores já têm um papel a cumprir, um caminho a seguir.

E o papel social do fonoaudiólogo tem sido o de tornar as pessoas doentes, fazer com que acreditem na existência de uma doença, o que corresponde à necessidade de justificar a presença na escola de quem identifique e cuide dessa doença, justificando assim o seu papel.

Como tem seu papel social determinado, o fonoaudiólogo acredita que é cuidando da doença — localizada na instituição social — que transformará os doentes em sadios. Ou, de outra forma, acredita que fornecendo a língua-padrão aos indivíduos que não a possuem estará contribuindo para diminuir as desigualdades sociais. Não percebe que, na realidade, pela determinação social de seu papel, contribui para legitimar essas desigualdades, comprovando cientificamente a doença-social dos *doentes* e impondo um modelo de língua em detrimento de outros. Não percebe de qual doença fala, transformando os conflitos sociais, a luta de classes, em um objeto-doença. Não percebe que está sendo engolido pela doença/sintomas/técnicas; que está sendo enredado nos procedimentos técnicos, nas soluções prontas deixando assim de se perceber no seu próprio trabalho e de perceber quais seriam os verdadeiros problemas, as verdadeiras doenças. Não percebe que, nesta caçada, também ele — fonoaudiólogo — está sendo caçado, controlado. Enfim, não percebe que, no jogo das relações institucionais, um dia é da caça, o outro...

Referências Bibliográficas

ARAPIRACA, J. O. *A USAID e a Educação Brasileira: um estudo a partir de uma abordagem crítica da teoria do capital humano*. São Paulo, Autores Associados: Cortez, 1982.

FOUCAULT, M. *Microfísica do Poder*. Org. e trad. de Roberto Machado, 6ª ed. Rio de Janeiro, Graal, 1986.

GNERRE, M. "Linguagem e poder". *In*: Subsídios à Proposta Curricular de Língua Portuguesa para o 2º grau. Vol. IV. São Paulo, Secretaria do Estado da Educação, 1978.

ROSSI-LANDI, F. *A linguagem como trabalho e como mercado: uma teoria da produção e da alienação lingüística*. Trad. Aurora Fornoni Bernardini. São Paulo, DIFEL, 1985.

SCAVAZZA, B. Sobre a Ameaça de Falar. Tese de Doutorado. Pontifícia Universidade Católica de São Paulo. São Paulo, 1987.

SOARES, M. *Linguagem e escola: uma perspectiva social*. São Paulo, Ática, 1986.

Sobre os autores

Ana Maria Marcondes Pinto
Fonoaudióloga, encarregada do Setor de Fonoaudiologia Escolar — Divisão de Assistência Fonoaudiológica do Departamento de Saúde Escolar — SME/SP.

Beatriz Leonel Scavazza
Fonoaudióloga, professora assistente-doutora da PUC/SP.

Cristina B. F. de Lacerda
Fonoaudióloga clínica, professora de PUC/Campinas e da clínica Escola Escalada.

Eliana Stella Pires
Fonoaudióloga escolar e clínica.

Isabel Franchi Cappelletti
Mestre em Supervisão em Currículo, doutora em Distúrbios da Comunicação, coordenadora do Serviço de Apoio Pedagógico da PUC/SP, professora do curso de pós-graduação em Distúrbios da Comunicação Humana da Escola Paulista de Medicina.

Ivone Panhoa Levy
Fonoaudióloga clínica, professora adjunta do curso de fonoaudiologia da PUC/Campinas, mestre em Lingüística pelo Instituto de Estudos da Linguagem da Unicamp.

Léslie Piccolotto Ferreira
Fonoaudióloga assistente-doutora na PUC/SP, mestre em Lingüística aplicada ao ensino de línguas pela PUC/SP, doutora em Distúrbios da Comunicação Humana (EPM).

Lígia Maria Vannucci Coimbra
Fonoaudióloga clínica, formada pela PUC/SP, especialista em Distúrbios da Comunicação Oral e Gráfica

Márcia Gomes Mota Lagrotta
Fonoaudióloga pela PUC/Campinas, exercendo atividades na clínica da Faculdade São Camilo.

Maria Áurea Erhardt Furck
Fonoaudióloga, diretora da Divisão de Assistência Fonoaudiológica do Departamento de Saúde Escolar — SME/SP.

Maria Célia M. Frascino Luque
Fonoaudióloga clínica, formada pela PUC/SP, especialista em Distúrbios da Comunicação Oral e Gráfica. Fono-escolar e coordenadora do Colégio Benjamin Constant.

Maria Cristina Cordeiro
Fonoaudióloga formada pela PUC/SP, pós-graduanda em Distúrbios da Comunicação pela PUC/SP, professora adjunta do curso de Fonoaudiologia da Faculdade São Camilo.

Maria Ignez Vallim Fix
Fonoaudióloga escolar e clínica, assessora técnica da Divisão de Assistência Fonoaudiológica do Departamento de Saúde Escolar — SME/SP.

Mariangela Lopes Bitar
Fonoaudióloga, mestre em Lingüística pela PUC/SP, professora assistente do Curso de Graduação em Fonoaudiologia da Faculdade de Medicina da Universidade de São Paulo.

Maria Teresa Pereira Cavalheiro
Fonoaudióloga formada pela Escola Paulista de Medicina, professora do Curso de Fonoaudiologia da PUC/Campinas, fonoaudióloga da fundacão Bradesco.

Nilza de Lima Collaço
Fonoaudióloga clínica infantil

Paulo Zavarezzi
Médico otorrinolaringologista — DSE.

Rosana Raposo Malheiros
Fonoaudióloga escolar, pedagoga, pós-graduanda em Distúrbios da Comunicação pela PUC/SP.

Suzana Azevedo Fonseca Machado
Fonoaudióloga clínica, formada pela PUC/SP, atende Distúrbios da Comunicação Oral e Gráfica. Fono-escolar da Escola Nova Lourenço Castanho.

Zelita Caldeira Ferreira Guedes
Professora assistente da disciplina de Distúrbios da Comunicação Humana da Escola Paulista de Medicina, mestre em Distúrbios da Comunicação Humana (EPM).

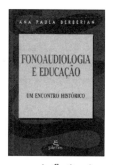

FONOAUDIOLOGIA E EDUCAÇÃO
Um encontro histórico
Ana Paula Berberian

Através da articulação de dados históricos é feita uma análise perspicaz do encontro entre a educação e a fonoaudiologia, no anos 20-40, numa época em que houve um controle sistemático da língua-pátria, nos bancos escolares, para neutralizar a influência advinda dos imigrantes. A institucionalização dos distúrbios de linguagem e sua conceituação, fortemente ligadas a esse controle da língua, estão ricamente ilustrados neste livro. REF. 60008.

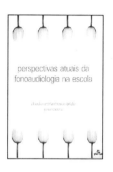

PERSPECTIVAS ATUAIS DA FONOAUDIOLOGIA NA ESCOLA
Claudia R. Mosca Giroto (org.)

A polêmica em torno da ação fonoaudiológica em escolas é histórica. Neste livro estão reunidos artigos de renomados estudiosos do assunto, todos engajados em desvendar potencialidades até então pouco exploradas. O mérito maior desta obra é discutir propostas concretas de atuação fonoaudiológica diante das dificuldades socioeducacionais enfrentadas pelo país. REF. 60050.

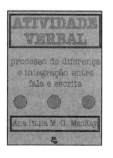

ATIVIDADE VERBAL
Processo de diferença e integração entre fala e escrita
Ana Paula M. G. MacKay

Identificar os organizadores do movimento do discurso, algumas características do desenvolvimento da narrativa, manifestações de recursos de coesão e coerência do contexto dialógico ou do texto escrito, detectar os marcadores de seqüência, elementos avaliativos e outros são alguns pontos que a autora oferece ao leitor, numa análise extensa, teórica e prática. REF. 60054.

IMPRESSO NA
sumago gráfica editorial ltda
rua itauna, 789   vila maria
02111-031   são paulo   sp
telefax 11 **6955 5636**
sumago@terra.com.br

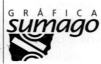

------- dobre aqui -------

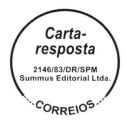

CARTA-RESPOSTA
NÃO É NECESSÁRIO SELAR

O SELO SERÁ PAGO POR

C AVENIDA DUQUE DE CAXIAS
1214-999 São Paulo/SP

------- dobre aqui -------

plexus

CADASTRO PARA MALA-DIRETA

Recorte ou reproduza esta ficha de cadastro, envie completamente preenchida por correio ou fax, e receba informações atualizadas sobre nossos livros.

Nome: _____ Empresa: _____
Endereço: ☐ Res. ☐ Coml. _____ Bairro: _____
CEP: _____ - _____ Cidade: _____ Estado: _____ Tel.: (___) _____
Fax: (___) _____ E-mail: _____ Data de nascimento: _____
Profissão: _____ Professor? ☐ Sim ☐ Não Disciplina: _____

1. Você compra livros:
☐ Livrarias ☐ Feiras
☐ Telefone ☐ Correios
☐ Internet ☐ Outros. Especificar: _____

2. Onde você comprou este livro? _____

3. Você busca informações para adquirir livros:
☐ Jornais ☐ Amigos
☐ Revistas ☐ Internet
☐ Professores ☐ Outros. Especificar: _____

4. Áreas de interesse:
☐ Fonoaudiologia ☐ Terapia ocupacional
☐ Educação ☐ Corpo, Movimento, Saúde
☐ Educação Especial ☐ Psicoterapia
☐ Outros. Especificar: _____

5. Nestas áreas, alguma sugestão para novos títulos? _____

6. Gostaria de receber o catálogo da editora? ☐ Sim ☐ Não

Indique um amigo que gostaria de receber a nossa mala-direta

Nome: _____ Empresa: _____
Endereço: ☐ Res. ☐ Coml. _____ Bairro: _____
CEP: _____ - _____ Cidade: _____ Estado: _____ Tel.: (___) _____
Fax: (___) _____ E-mail: _____ Data de nascimento: _____
Profissão: _____ Professor? ☐ Sim ☐ Não Disciplina: _____

Plexus Editora
Rua Itapicuru, 613 7º andar 05006-000 São Paulo - SP Brasil Tel.: (11) 3872-3322 Fax: (11) 3872-7476
Internet: http://www.plexus.com.br   e-mail: plexus@plexus.com.br

cole aqui